GINECOLOGÍA
EN LA PRÁCTICA MÉDICA GENERAL

GINECOLOGÍA
EN LA PRÁCTICA MÉDICA GENERAL

Nathalia Bolaños, Gonzalo Nicolalde, Leonardo Mancheno, Liveth Arévalo
Catherine Andino, Franklin Vaca, María Ordóñez, Jahel Santacruz
Helen Ayala, Jacqueline Olmedo, Alex Chungandro, Patricia Erazo
Andrea Ayala, Savelli Narváez, Marjury Muriel, Ian LLerena

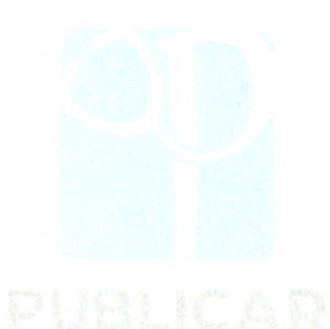

2020 Publicar Editorial Médica
Diseño de Portada: Julio Álvarez
ISBN:
Impreso en Ecuador - Printed in Ecuador

ÍNDICE DE AUTORES

EDITORES

Nathalia Stefania Bolaños Cruz
Título de Médica por la Universidad Central del Ecuador
Medico General y Ocupacional en DITEECS
Fisiología del ciclo menstrual

Gonzalo Andrés Nicolalde Castillo
Título de Médico por la Universidad Central del Ecuador
Médico General en GINELAP
Trastornos del ciclo menstrual

Leonardo Javier Mancheno Benalcázar
Título de Médico por la Universidad Central del Ecuador
Médico Residente de Ginecología y Obstetricia del Hospital Alberto Correa
Cornejo
Síndrome de ovario poliquístico

Liveth Alexandra Arévalo García
Título de Médica por la Universidad Central del Ecuador
Médica Residente del Hospital General Enrique Garcés
Hiperprolactinemia

Catherine Alexandra Andino Urquizo
Título de Médica por la Universidad Central del Ecuador
Médica en libre ejercicio de la profesión
Climaterio y menopausia

Franklin Javier Vaca Yacelga
Título de Médico por la Universidad Central del Ecuador
Médico Residente del Hospital Gineco Obstétrico Pediátrico de Nueva
Aurora Luz Elena Arismendi
Infecciones Vaginales

María Gabriela Ordóñez Ureta
Título de Médica Cirujana por la Pontificia Universidad Católica del Ecuador
Médica Residente del Hospital Gineco Obstétrico Pediátrico de Nueva
Aurora Luz Elena Arismendi
Endometritis

Jahel Vanessa Santacruz Mediavilla
Título de Médica por la Universidad Internacional del Ecuador
Médica en Libre Ejercicio de la Profesión
Endometriosis

Helen Adriana Ayala Monar
Título de Médica por la Universidad Central del Ecuador
Médica en Libre Ejercicio de la Profesión
Miomatosis uterina

Jacqueline Paola Olmedo Cahuasqui
Título de Médica por la Universidad Central del Ecuador
Médico Residente del Hospital Pediátrico Baca Ortiz
Enfermedad pelvico inflamatoria

Alex Bladimir Chungandro Villacrés
Título de Médico por la Universidad Central del Ecuador
Especialista en Salud y Seguridad Ocupacional
Medico en Ecusanitas S.A.
Screening de cáncer de cérvix

Patricia Cecilia Erazo Noguera
Título de Médica Cirujana por la Pontificia Universidad Católica del Ecuador
Médica Residente en Hospital San Francisco de Quito IESS
Patología benigna del cuello uterino

Andrea Lizeth Ayala Paguay
Título de Médica por la Universidad Central del Ecuador
Médica Residente del Hospital de Especialidades Eugenio Espejo
Patología maligna del cuello uterino

Savelli Natalia Narváez García
Título de Médica Cirujana por la Universidad De Las Américas (UDLA)
Médica Residente del Pediátrico Baca Ortiz
Patología mamaria benigna

Marjury Alejandra Muriel Tendetza
Título de Médica por la Universidad Central del Ecuador
Médica Residente del Hospital Gineco Obstétrico Pediátrico de Nueva
Aurora Luz Elena Arismendi
Patología mamaria maligna

Ian Nicolay LLerena Duque
Título de Médico Cirujano por la Pontificia Universidad Católica del
Ecuador
Medico Residente Hospital General IESS Ibarra
Planificación familiar

ÍNDICE

CAPÍTULO 1

Nathalia Stefania Bolaños Cruz
Fisiología del ciclo menstrual

Introducción

El ciclo menstrual es un indicador de la salud femenina que tiene una duración clásica de 28 días -aproximadamente en un 40% de las mujeres-, en un 35% los ciclos son más largos o más cortos y en un 15% son irregulares o variables. (Zanin, Correa , & D Bartoli , 2012)

El ciclo menstrual es parte de la vida de la mujer aproximadamente a lo largo de 35 a 40 años. Un número elevado de ellas, desde la menarca a la menopausia, relatan diversos síntomas físicos y emocionales, relacionados principalmente con etapas perimenstruales, que aislados o en forma conjunta constituyen el denominado Síndrome Premenstrual (SPM) (Zanin, Correa , & D Bartoli , 2012)

La menstruación es la descamación del revestimiento interno del útero (endometrio), que se acompaña de sangrado. Se produce aproximadamente en ciclos mensuales durante los años fértiles de la vida de la mujer, excepto durante el embarazo. Por definición, el primer día de sangrado se considera el comienzo de cada ciclo menstrual (día 1). El ciclo finaliza justo antes de la siguiente menstruación. (Knudtson & McLaughlin , 2016)

El sangrado menstrual dura de 3 a 7 días, con un promedio de 5 días. La sangre perdida durante un ciclo menstrual oscila entre 15 y 75 cm3. Las hormonas regulan el ciclo menstrual. Las hormonas luteinizante y foliculoestimulante, producidas por la hipófisis, promueven la ovulación y estimulan a los ovarios para producir estrógenos y progesterona. Los estrógenos y la progesterona estimulan el útero y las mamas para prepararse para una posible fecundación.

Fisiología del ciclo menstrual

Durante el ciclo menstrual maduran los gametos femeninos (ovocitos) y se producen una serie de cambios dirigidos al establecimiento de un posible embarazo.
El ciclo menstrual se caracteriza por un patrón recurrente de niveles hormonales variables. El sistema hormonal femenino, como el del varón, consta de tres grupos de hormonas:
1. Una hormona liberadora hipotalámica, la gonadoliberina u hormona liberadora de gonadotropinas (GnRH, gonadotropin-releasing hormone).

2. Las hormonas adenohipofisarias, hormona foliculoestimulante (FSH) y hormona latinizante (LH), ambas secretadas en respuesta a la hormona liberadora GnRH del hipotálamo.

3. Las hormonas ováricas, estrógenos y progesterona, secretadas por los ovarios en respuesta a las dos hormonas sexuales femeninas adenohipofisarias. (Hall & Guyton , 2016)

Los niveles de GnRH, FSH y LH comienzan a elevarse entre los 9 y 12 años cuando la mujer entra en la pubertad, período durante el cual comienzan a darse cambios hormonales rítmicos en la secreción de las hormonas femeninas. Los concomitantes cambios cíclicos en ovario y útero permiten establecer el ciclo ovárico y el ciclo uterino o endometrial. (Zanin, Correa , & D Bartoli , 2012)

Ciclo ovárico

Tiene relación con la maduración y liberación del ovocito maduro de los ovarios. Comprende 3 fases: fase folicular, fase ovulatoria, fase lútea.

La fase folicular

La primera mitad del ciclo menstrual se caracteriza por el desarrollo de una serie de folículos en el interior del ovario (Figura 1), los cuales crecen paralelamente a la actividad hipotalámica, debido a los pulsos de GnRH cada 60 a 90 minutos, y de la hipófisis, con el aumento de los niveles de gonadotropinas.

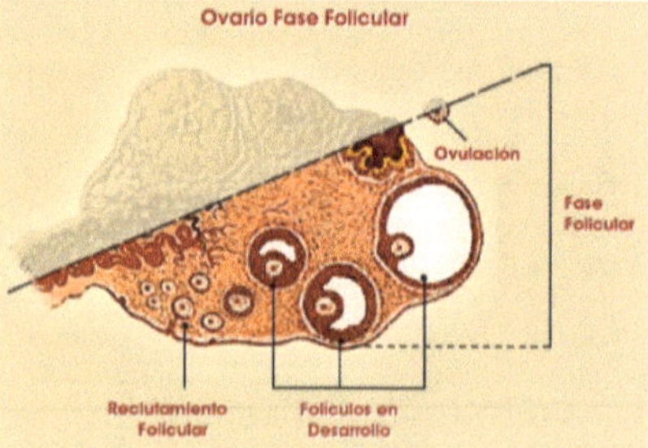

Figura 1. Fase Folicular del Ciclo Ovárico. (Clinica de Fertilidad de Guadalajara , 2016)

En los folículos se produce el crecimiento de los oocitos, la síntesis de los andrógenos (células de la teca) y del estradiol (células granulosas), (imagen 2). No obstante, el desarrollo folicular hasta la fase antral temprana es independiente de la acción de las gonadotropinas. En lo posterior, solo un folículo dominará evitando la atresia, cuando la FSH disminuya concomitante al aumento de la producción de estradiol e inhibina.

Un folículo es dominante por poseer un mayor número de células granulosas, ventaja en la concentración de receptores para FSH, más avanzado desarrollo, predominio de la vascularización tecal, más alta facilidad para el paso de las gonadotropinas, superior cantidad de líquido folicular y predominio para la producción de esteroides y factores de crecimiento (Teppa Garrán & Terán Dávila, 2012)

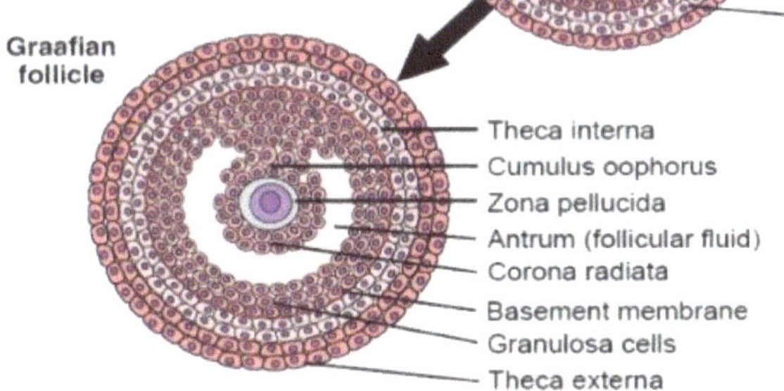

Figura 2. Folículo de Graaff (Lopez Ugalde , 2017)

La fase ovulatoria
En la ovulación el folículo maduro se rompe liberando el ovocito hacia las trompas. (Figura 3) Se desencadena por el pico de LH, concomitante a una marcada elevación de la frecuencia de GnRH hasta 20 o 50 veces, por el aumento de los estrógenos a nivel hipofisario, los que estimulan la secreción de LH sólo en esos días. Luego decae la producción de estrógenos y prevalecen las concentraciones de progesterona por estimulación de su síntesis, iniciando la luteinización del folículo con la consecuente formación del cuerpo amarillo. (Figura 4) Aproximadamente unas 36 horas después del pico de LH se produce la ovulación. (Zanin, Correa , & D Bartoli , 2012)

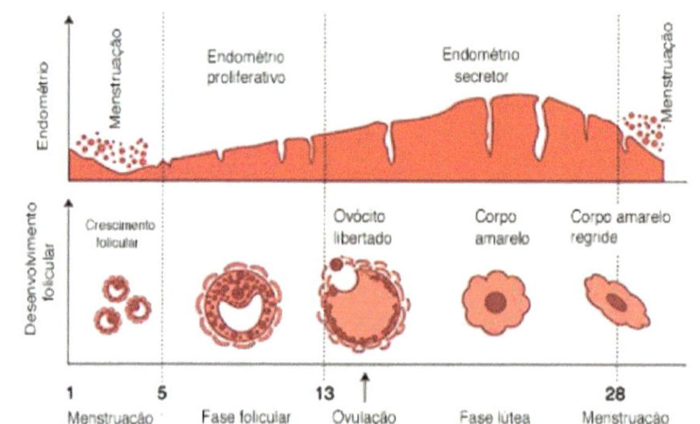

Figura 3. Fases del Ciclo Menstrual- Liberación del Ovocito (Santos , 2020)

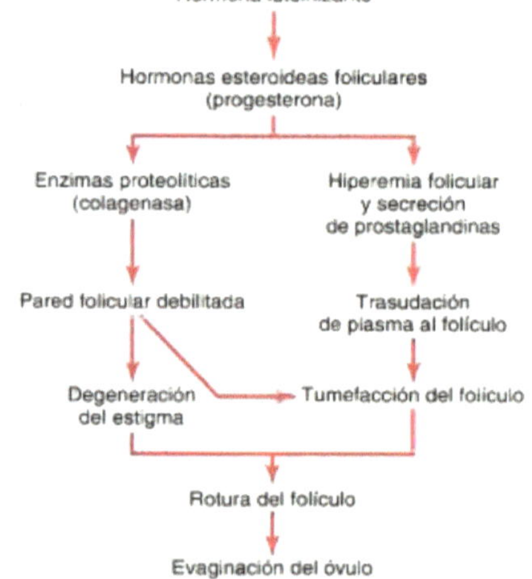

Figura 3. Fases del Ciclo Menstrual- Liberación del Ovocito (Santos , 2020)

Fase lútea

La fase lútea normal requiere un desarrollo folicular preovulatorio óptimo (especialmente una estimulación de FSH adecuada) y un soporte continuo de LH (hormona que estimula al cuerpo lúteo). Por lo que la altercación en la fase folicular producirá una alteración en esta fase. (Carvajal , y otros, 2017) Durante las primeras horas tras la expulsión del óvulo del folículo, las células de la granulosa y de la teca interna se convierten con rapidez en células luteínicas.

Aumentan dos veces o más de diámetro y se llenan de inclusiones lipídicas que les dan un aspecto amarillento. Este proceso recibe el nombre de luteinización y el conjunto de la masa de células se denomina cuerpo lúteo. También crece en el interior del cuerpo lúteo una neovascularización bien desarrollada. (Hall & Guyton , 2016)

Las células de la granulosa del cuerpo lúteo desarrollan un extenso retículo endoplásmico liso que forma cantidades de hormonas sexuales femeninas progesterona y estrógeno, durante la fase lútea sobre todo de progesterona, (Figura 5). Las células de la teca producen principalmente los andrógenos androstenodiona y testosterona, en vez de hormonas sexuales femeninas.

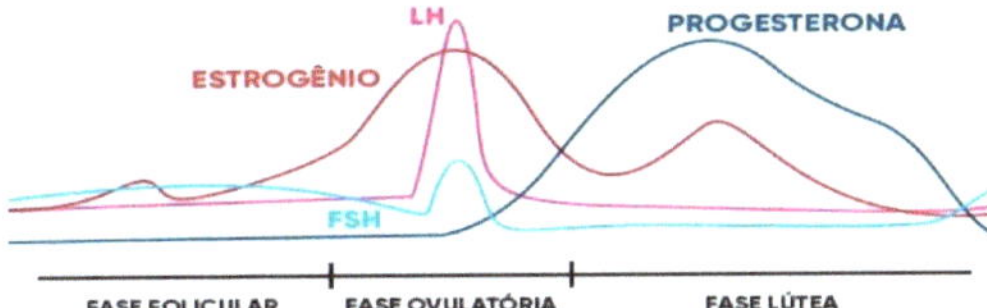

Figura 5. Ciclo Menstrual- Fase Lútea (Sedicias , 2019)

El cuerpo lúteo crece normalmente hasta alcanzar 1,5 cm de diámetro, alcanzando este estadio de desarrollo unos 7 a 8 días después de la ovulación. Después, comienza a involucionar y termina por perder su función secretora, así como su característico aspecto amarillento lipídico, lo que sucede unos 12 días después de la ovulación, convirtiéndose en el llamado corpus albicans; en las siguientes semanas es sustituido por tejido conjuntivo y al cabo de algunos meses termina por ser reabsorbido. (Hall & Guyton , 2016)

Función luteinizante de la LH

La transformación de las células de la granulosa y de la teca interna en células luteínicas depende de manera primordial de la LH secretada por la adenohipófisis. La luteinización también depende de la expulsión del óvulo del folículo.

Una hormona del líquido folicular (factor inhibidor de la luteinización), parece frenar el proceso de luteinización hasta después de la ovulación. (Hall & Guyton , 2016)

Secreción por el cuerpo lúteo:

El cuerpo lúteo tiene una alta capacidad secretora y produce grandes cantidades tanto de progesterona como de estrógenos. Después que la LH actúa sobre las células de la granulosa y de la teca para inducir la luteinización, las células luteínicas neoformadas parecen estar programadas para seguir una secuencia preestablecida de:
1) proliferación; 2) aumento de tamaño, y 3) secreción, seguida luego de 4) degeneración.

Además, las células luteínicas secretan la hormona inhibina, la misma que producen las células de Sertoli de los testículos del varón, que inhibe la secreción por la adenohipófisis, especialmente de FSH. En consecuencia, la FSH y la LH descienden a valores muy bajos ésta pérdida hace que el cuerpo lúteo degenere por completo.

La involución final se produce casi exactamente al final del 12.° día de vida del cuerpo lúteo, es decir, alrededor del 26.° día del ciclo sexual femenino normal, 2 días antes del comienzo de la menstruación. (Hall & Guyton , 2016)

En ese momento, la interrupción brusca de la secreción de estrógenos, de progesterona y de inhibina por el cuerpo lúteo permiten que comience de nuevo la secreción de FSH y LH. Ambas hormonas inician el crecimiento de nuevos folículos, para comenzar un nuevo ciclo ovárico.

Ciclo Uterino –Endometrial

En el ciclo endometrial existe una fase proliferativa y una fase secretora.

En la fase proliferativa existe una alta concentración de estrógenos que aumenta el grosor del tejido endometrial ocasionada por aumento de celularidad en un proceso denominado mitosis, alcanzándose el grosor máximo el día de la ovulación que es donde hay una caída de los niveles hormonales de estradiol y se detiene el proceso de mitosis. En la fase proliferativa los vasos sanguíneos no son tan tortuosos, hay un aumento del tejido endometrial.

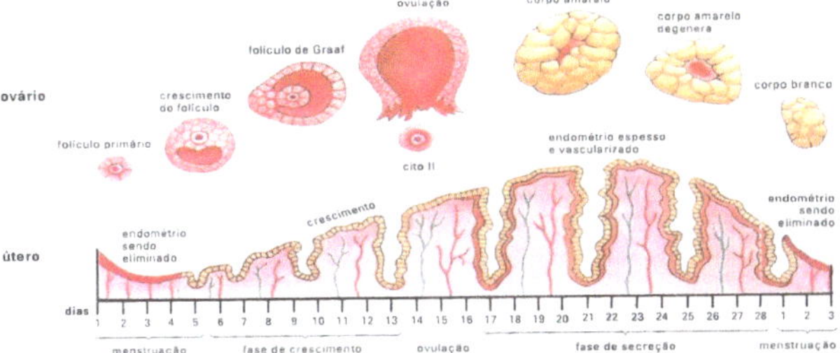

Figura 6. Fases del ciclo Menstrual (Senna , 2012)

La fase secretora que son los segundos 14 días del ciclo, en esta fase se produce la maduración endometrial, se da una hiperplasia de glándulas endometriales estimulando la secreción de sustancias y moco, hay una buena nutrición y los vasos sanguíneos se vuelven más tortuosos y esto le brinda las características necesarias para que pueda desarrollarse un embarazo. Si no hay embarazo, se produce apoptosis del cuerpo amarillo, decaen los niveles hormonales de progesterona y se produce una descamación coordinada del endometrio, produciéndose la menstruación. Con la menstruación se recambia todo el endometrio, excepto la lámina basal. (Carvajal , y otros, 2017)

1.Teppa Garrán, A. D., & Terán Dávila, J. (2012). Conceptos básicos psicoinmunoneuroendocrina y vascular del ciclo menstrual. Reproducción Humana, 25.

2.Carvajal , C., Ralph , C., Jorge , A., Schukze, C., Galaz K , V., Valenzuela G, G., & Ramirez P , M. (2017). Manual De Obstetricia y Ginecología. Chile: Octava Edición.

3.Clinica de Fertilidad de Guadalajara . (2016). Identifica Tus Días Fértiles y Aumenta tu Posibilidad de Embarazo. Clinica de Fertilidad de Guadalajara-Inseminacíon Artificial- Inseminización In-vitro, 1.

4.Hall , J. E., & Guyton , A. C. (2016). Fisiología femenina antes del embarazo. Mississippi: Elsevier.

5.Knudtson , J., & McLaughlin , J. (2016). Ciclo menstrual. MANUAL MSD Versión para público general, 1.

6.Lopez Ugalde , J. A. (5 de Abril de 2017). Aparato Reproductor Femenino. Obtenido de SlideShire : https://www.slideshare.net/andremanhe/histologia-aparato-reproductor-femenino

7.Santos , R. (2020). Fases do ciclo menstrual. Obtenido de Ovulação - altura da ovulação: https://www.saudebemestar.pt/pt/clinica/ginecologia/fases-do-ciclo-menstrual/

8.Sedicias , S. (23 de Agosto de 2019). TUA SAÚDE. Obtenido de Entenda tudo sobre o Ciclo Menstrual: https://www.tuasaude.com/ciclo-menstrual/

9.Senna , D. (16 de Diciembre de 2012). Blog de Biologia do Professor Douglas SENNA. Obtenido de Gráfico do Ciclo Menstrual!: https://douglasbiologo.blogspot.com/2012/12/grafico-do-ciclo-menstrual.html

10.Zanin, L., Correa , C., & D Bartoli , M. (2012). Menstrual cycle: symptomatology and regularity of everyday. Redalyc, 105, 106.

CAPÍTULO 2

Gonzalo Andrés Nicolalde Castillo
Trastornos del Ciclo Menstrual

Introducción

La menstruación depende directamente del ciclo ovárico, en donde el ovario libera un óvulo maduro y el endometrio se prepara para una posible implantación de un óvulo fecundado en el momento adecuado. (Hall & Guyton, s. f.)

La primera menstruación suele ocurrir aproximadamente 2 años después de la telarquia. La menarquia normal ocurre entre los 10 y los 16 años. Una vez instaurada, la duración de la menstruación dura en promedio 28 días, aunque se considera normal un intervalo de 21 a 35 días, con una duración de 3 a 8 días, la cantidad de flujo es de 30 a 80 ml por ciclo.(Rodriguez & Curell, 2017)

El ciclo menstrual se divide en tres fases: Menstrual, Proliferativa o folicular y Secretora o lútea. El nombre que se tome a la fase del ciclo depende de si se está tomando en cuenta el ciclo ovárico o el ciclo endometrial, aunque ambos ciclos se corresponden el uno al otro.(Ruiz, 2018)

El ciclo menstrual está estrechamente relacionado con la presencia de hormonas, respondiendo a los sistemas de retroalimentación del eje hipotálamo-hipófisis-ovario-endometrio. Figura 1.

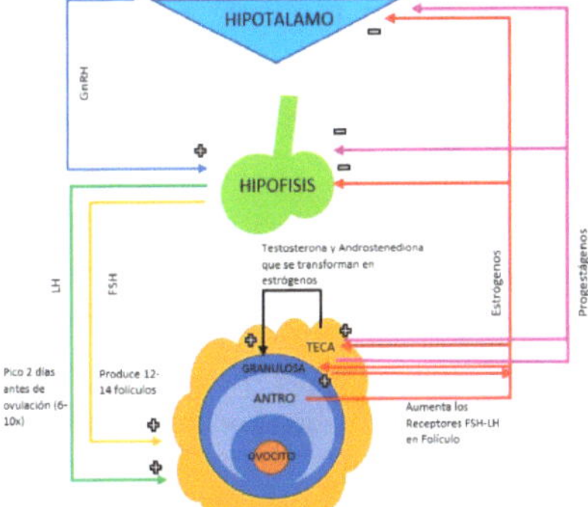

Figura 1. Eje hipotálamo-hipófisis-ovario. GnRH: Hormona liberadora de gonadotropinas, LH: Hormona luteinizante, FSH: Hormona folículo estimulante.

Para entender las alteraciones del ciclo menstrual, además de conocer el eje endócrino implicado en la menstruación, se debe conocer sobre la embriogénesis del aparato genital femenino en donde la ausencia del cromosoma Y permite el desarrollo mulleriano y la formación de genitales internos femeninos (por eso, un cariotipo 45,XO se desarrollará hacia femenino), mientras que la ausencia de andrógenos a su vez posibilita el desarrollo de los genitales externos femeninos.

Por eso, un cariotipo XX, pero con exceso de andrógenos, se desarrollará hacia masculino.(Ruiz, 2018)

Dichos problemas afectan hasta un 75% de las adolescentes y se relacionan con la elevada prevalencia de ciclos anovulatorios (55-82%) en los dos primeros años tras la menarquia. Habitualmente, se trata de procesos leves sin repercusión en la salud, pero que constituyen un motivo frecuente de consulta. Sin embargo, requieren una valoración adecuada. (Rodriguez & Curell, 2017; Ruiz, 2018)

Diagnóstico Clínico
Para la atención médica adecuada en las pacientes que presentan cualquier alteración del ciclo menstrual, se debe realizar una anamnesis exhaustiva, en la que se recojan los antecedentes familiares y personales que puedan tener relación con el desarrollo puberal y los ciclos menstruales, además de un Examen físico adecuado en donde se describen alteraciones en la antropometría, tensión arterial, palidez de piel y mucosas, además de valorar el desarrollo de los caracteres secundarios utilizando el estadio puberal de Tanner. Se debe palpar además la tiroides y el abdomen en busca de masas.

El tacto vaginal se realizará solamente si la joven ha tenido relaciones sexuales. En caso contrario, puede sustituirse por la inspección de vulva y vagina, descartando tumoraciones o presencia de cuerpos extraños.(Escobar et al., 2010; Rodríguez & Curell, 2017)

Las alteraciones menstruales engloban una serie de trastornos que pueden ser clasificados de diversas formas, no constituyen un diagnóstico como tal y deberían ser tratadas como un signo al que se le debe encontrar una causa específica. La Federación Internacional de Obstetricia y Ginecología (FIGO) publicó en 2011 recomendaciones de terminología y definiciones del sangrado uterino normal y anormal, con la intención de unificar los términos que las describen, reemplazando las terminologías anteriores por simples términos descriptivos que especifican la regularidad del ciclo, el volumen y duración del flujo menstrual. Tabla 1.(Fraser et al., 2011)

Alteración de la *REGULARIDAD*	*Sangrado Menstrual Irregular*	*Ciclos irregulares con intervalos de más de 20 días y menos de 90 en un año*
	Ausencia de sangrado (Amenorrea)	Mayor a 90 días
Alteración de la FRECUENCIA	Sangrado menstrual infrecuente	1 o dos episodios en un periodo de 90 días
	Sangrado Frecuente	Más de 4 episodios en un periodo de 90 días
Alteración de la INTENSIDAD DEL FLUJO	Sangrado menstrual intenso	Pérdida menstrual excesiva que interfiere con la calidad de vida
	Sangrado menstrual escaso	Menos de 30 ml
Alteración de la DURACIÓN DEL SANGRADO	Sangrado menstrual prolongado	Mayor a 8 días
	Sangrado menstrual acortado	Menor a 2 días

Tabla 1. Recomendaciones de la terminología según la FIGO sobre las alteraciones del ciclo menstrual.

Para fines académicos tomaremos dichas alteraciones dividiéndolas en alteración de la cantidad de sangrado: por exceso (SMA: sangrado uterino anormal) o por defecto (amenorrea).

Trastornos menstruales por exceso (Sangrado uterino anormal)
El sangrado uterino anormal se define como cualquier anormalidad en el volumen o patrón del flujo sanguíneo menstrual, afecta al 30% de mujeres durante toda su vida. La anormalidad esta asociada con la diminución de la calidad de vida e incremento de los costos en salud. En la práctica es imposible determinar la cantidad de pérdida menstrual, por lo que el diagnóstico se basa en la subjetividad de la paciente y genera un elevado

número de consultas en Atención Primaria y Ginecología. (Ruiz, 2018)

Las causas de sangrado uterino anormal en mujeres no embarazadas incluyen las anormalidades estructurales (Pólipos, miomas, hiperplasia endometrial, malignidad); enfermedades sistémicas que cursen con alteraciones de la coagulación (Enfermedad de von Willebrand, leucemia, cirrosis y sepsis); causas iatrogénicas (Anticonceptivos, corticoides para otras patologías y Dispositivo intrauterino). La hemorragia uterina disfuncional es un diagnóstico de exclusión, por lo que el clínico debe descartar inicialmente cualquier patología orgánica o endocrinológica. Una vez que estas etiologías hayan sido descartadas como causa de sangrado uterino anormal, el sangrado es catalogado como Sangrado uterino disfuncional, (Nivel de evidencia IV, Grado de recomendación C) (Ibarra & Lira, 2013), el cual puede tener causas ováricas (Cíclico, predecible), por anormalidades en la hemostasia del endometrio o anovulatorio (Irregular impredecible) y por anomalidades en los ciclos hormonales ováricos. Las pacientes que se presentan con sangrado uterino anormal pueden tener más de una etiología implicada como la causa de su sangrado.

Existe una nemotecnia para determinar las causas de sangrado uterino anormal, conocida comúnmente como: PALM-COIN, por sus siglas en inglés; además de su adaptación al español conocida como PALM-INDICE, las cuales se describen en la Tabla 2. (Ruiz, 2018):

PALM (Estructurales):	INDICE (No estructurales):	COIN:
P: Pólipo	In: Inespecífica	C: Coagulopathy
A: Adenomiosis	D: Disovulación	O: Ovary disfunction
L: Leiomioma	I: Iatrogenia	E: Endometrial
M: Malignidad	C: Coagulopatía	I: Iatrogenic
	E: Endometrial	N: Not yet classified

Tabla 2. Nemotecnia de la etiología de Sangrado uterino anormal
(Estructurales y no estructurales)

El primer paso en la evaluación de pacientes con sangrado uterino anormal es manera estructurada y detallada sobre su historia menstrual. Esta historia permite relacionar síntomas que pueden estar asociados a un sangrado uterino anormal, el patrón y la intensidad de sangrado y el como el sangrado afecta a la calidad de vida de la paciente. Sin embargo, los patrones de sangrado no arrojan por si mismos a un diagnostico definitivo de la etiología del sangrado uterino anormal. El sangrado irregular o sangrado fuera del ciclo menstrual típico sugieren la posibilidad de pólipos endometriales o disfunción ovárica como etiología del sangrado. (Burkman, 2012)

Para una adecuada evaluación clínica conviene estratificar por edad a las pacientes, debido a que las de mayor edad incrementan el riesgo de patologías malignas a premalignas.

Edad reproductiva (19 a 39 años de edad)
Aproximadamente, entre 6 y 10% de las mujeres con hemorragia uterina disfuncional tienen hiperandrogenismo con anovulación crónica (síndrome de ovarios poliquísticos), lo cual incluye trastornos en el ciclo menstrual, hirsutismo y obesidad (índice de masa corporal >25 kg/m2). El 65% de las mujeres con hirsutismo y anovulación crónica son obesas tanto que en mujeres obesas, con irregularidades menstruales y datos de hiperandrogenismo debe descartarse síndrome de ovarios poliquísticos como causa de hemorragia uterina disfuncional. (Nivel de evidencia IV, Grado de recomendación C) (Ibarra & Lira, 2013). En México, 37.4% de las mujeres tienen sobrepeso y 34.5% obesidad, por lo que al sumar ambas prevalencias, tenemos 71.9% de mujeres de 20 años y mayores (esto es en mujeres en edad reproductiva) con trastornos en la alimentación.(Palma & Shamah, 2006)

En las mujeres con obesidad, irregularidades menstruales (oligo u anovulación) y datos de hiperandrogenismo debe descartarse síndrome de ovarios poliquísticos. (The Rotterdam ESHRE/ASRM-sponsored PCOS consensus workshop group, 2004)

En mujeres con rápida progresión de hirsutismo acompañada de virilización debe descartarse un tumor suprarrenal. (Nivel de evidencia III, Grado de recomendación C) (Ibarra & Lira, 2013).

En la mayoría de los casos, la cuantificación de las concentraciones de testosterona, de sulfato de dehidroepiandrosterona y de 17-hidroxiprogesterona, puede guiar al diagnóstico. La evaluación debe considerar también la valoración de la biometría hemática, prueba de embarazo, concentraciones de prolactina y de hormona estimulante de la tiroides (TSH). (Nivel de evidencia IV, Grado de recomendación C) (Ibarra & Lira, 2013). Cuando se sospecha insuficiencia ovárica prematura la estimación de las concentraciones de FSH será de utilidad.

La anovulación es la causa más frecuente de amenorrea en las mujeres con amenorrea secundaria.8 La anovulación crónica que resulta de una disfunción hipotalámica se diagnostica por concentraciones bajas a normales de FSH, y puede ser el resultado de estrés fisiológico, ejercicio en exceso o pérdida de peso. (Practice Committee of American Society for Reproductive Medicine, 2008)

Las mujeres con amenorrea y prueba negativa de embarazo, concentraciones normales de FSH, TSH y prolactina se catalogan con anovulación.

Mujeres en edad reproductiva tardía (de los 40 años hasta la menopausia)

La incidencia de hemorragia uterina disfuncional se incrementa de manera paralela con la edad, y los ciclos anovulatorios continuos representan la declinación de la función ovárica. En estas mujeres, la causa más frecuente de hemorragia uterina no es precisamente la hiperplasia ni el cáncer endometriales, sino las patologías intracavitarias, como pólipos endometriales y miomas submucosos. (Nivel de evidencia IV, Grado de recomendación C) (Ibarra & Lira, 2013). Las mujeres de esta edad con hemorragia uterina disfuncional en quienes se descartó inicialmente alguna causa orgánica, y que persisten con episodios de hemorragia a pesar de haberse indicado un tratamiento adecuado, deben revalorarse en búsqueda de causas malignas o premalignas. (Committee on Practice Bulletins—Gynecology., 2013)

El clínico no debe olvidar la estrecha relación de algunos de los parámetros clínicos de la mujer con hemorragia uterina disfuncional, como la obesidad y la anovulación en la génesis del cáncer endometrial. (American College of Obstetricians and Gynecologists, 2005; The Rotterdam ESHRE/ASRM-sponsored PCOS consensus workshop group, 2004)

La Exploración ginecológica. Ayuda a descartar patología en genitales externos, vagina, cérvix o tumoraciones uterinas causantes del sangrado, así como la presencia de traumatismos o cuerpos extraños.

En caso de adolescente que acude a la consulta refiriendo SMA se le deberá realizar una correcta anamnesis, exploración física general, no siendo necesaria la realización de una exploración vaginal con espéculo si la paciente no ha tenido relaciones sexuales.(Ibarra & Lira, 2013)

Exámenes Complementarios:
Hemograma: No se recomienda realizar análisis hormonales salvo para descartar un embarazo en mujeres en edad fértil.

Ante la sospecha clínica y ecográfica de patología endometrial, se recomienda una biopsia endometrial con dispositivos de aspiración tipo cánula de Cornier de forma ambulatoria. Si la biopsia endometrial no es satisfactoria o es negativa y persiste la clínica, se recomienda realizar una histeroscopia diagnóstica y biopsia dirigida. En general, se considera una técnica de segunda línea tras la ecografía y la biopsia por aspiración.

Ecografía: Es la primera prueba diagnóstica en pacientes con hemorragia para identificar alteraciones estructurales. En la práctica clínica, la ecografía transvaginal es recomendada a menudo como el estudio de imagen inicial. Sin embargo, el procedimiento no es suficientemente sensible a detectar pólipos endometriales. Incluso en presencia de una línea delgada en la imagen ecográfica, los endometrios pueden estar presentes. La sonohisterografía es a menudo usada como complemento a la ecografía transvaginal para la evaluación del sangrado uterino anormal. Si la ecografía sugiere patología intracavitaria o la paciente no responde a pesar de una terapia inicial, la sonohisterografía es recomendada como el siguiente paso, en donde se usa solución salina instilada en la cavidad endometrial por medio de un catéter transcervical. Se recomienda usar esta técnica de preferencia durante la fase proliferativa en donde el endometrio esta mas delgado. (Burkman, 2012)

El ultrasonido transvaginal en mujeres con hemorragia uterina crónica anovulatoria es útil en la evaluación inicial, limita a la histeroscopia de consultorio a los casos positivos o dudosos.

(Nivel de evidencia IIb, Grado de recomendación B)

Tomografía Axial Computarizada y Resonancia Magnética su uso ha ido incrementando para la evaluación de las alteraciones ginecológicas, pero hasta la fecha el uso de estas modalidades para la evaluación de sangrado uterino anormal no está bien estudiada.

Histeroscopia: Permite visualizar la cavidad endometrial al mismo tiempo que obtener muestras para biopsia dirigidas. Estaría indicada en mujeres perimenopáusicas o posmenopáusicas con metrorragia para descartar un cáncer de endometrio o lesiones premalignas (hiperplasias) y aumento del grosor endometrial por ecografía (por encima de 3 mm en mujeres posmenopáusicas). Es mejor realizarla una vez que la paciente ha dejado de sangrar, ya que el sangrado dificulta la visualización de la cavidad endometrial. Si no se dispone de la histeroscopia para la toma de biopsias, se podrá optar por el legrado fraccionado. (Ruiz, 2018)

Otras indicaciones de la histeroscopia, aparte del sangrado uterino anormal en mujeres premenopáusicas y posmenopáusicas, son:
• Hallazgos ecográficos en pacientes asintomáticas.
• Estudio de esterilidad/infertilidad.
• Extracción de DIU u otros cuerpos extraños.
• Diagnóstico y extracción de restos trofoblásticos.
• Esterilización tubárica.
• Anomalías müllerianas.

La histeroscopia de consultorio parece ser la mejor prueba en términos de sensibilidad y especificidad en la detección de patología intrauterina. Sin embargo, no hay evaluación en términos de costo-beneficio, además de de requerir adiestramiento y equipamiento especial. (Nivel de evidencia IIb, Grado de recomendación B) (Ibarra & Lira, 2013)

Biopsia de endometrio: Se la debe tomar a las pacientes menores a 35 años de edad con hemorragia uterina disfuncional, sin respuesta al tratamiento médico, debe tomárseles biopsia de endometrio o a las mujeres mayores de 40 años de edad y hemorragia uterina disfuncional. (Nivel de evidencia IV, Grado de recomendación C) (Ibarra & Lira, 2013)

Tratamiento

El tratamiento para cohibir el SMA se puede dividir en:

No hormonal: Se considera de primera línea en pacientes que presenten ciclos ovulatorios, tengan deseos genésicos o limitación al tratamiento hormonal:

AINE. Los más utilizados son ácido mefenámico, naproxeno, ibuprofeno y diclofenaco. Constituyen la primera opción en mujeres con SMA y dismenorrea asociada o no al DIU.

Antifibrinolíticos. Se muestran más efectivos que los AINE en el tratamiento del SMA. El más utilizado es ácido tranexámico. los efectos secundarios asociados a su utilización son náuseas, vómitos y diarreas.

Hormonal. las alteraciones de la ovulación juegan un papel importante en las causas del SMA, por esta razón los tratamientos hormonales parecen la opción más racional cuando no se detecta ninguna causa que justifique el cuadro.

Con indicación para el SMA se dispone del DIU con levonorgestrel (DIU LNG) (Reduce el sangrado en más del 95% de los casos tratados con beneficio máximo a los 6 meses especialmente) y un anticonceptivo oral combinado cuatrifásico compuesto por valerianato de estradiol y dienogest útil en mujeres que no deseen gestación. No existe evidencia suficiente para afirmar que los anticonceptivos orales combinados, solos o comparados con otros tratamientos (antiinflamatorios no esteroides, danazol, dispositivo intrauterino medicado) sean benéficos para la mujer con hemorragia uterina disfuncional en relación con la disminución de los síntomas. (Nivel de evidencia Ia, Grado de recomendación C) (Ibarra & Lira, 2013)

Quirúrgico. Cuando el tratamiento médico no ha conseguido resolver el problema o si la paciente presenta contraindicación para su uso. (Legrado endometrial, ablación endometrial o histerectomía). Para las mujeres que tienen satisfecho su deseo reproductivo, y en las que se han utilizado las diferentes opciones terapéuticas (médicas y quirúrgicas) sin respuesta satisfactoria a su problema, la histerectomía representa la mejor opción al ser curativa y mejorar la calidad de vida, aunque con mayor riesgo de complicaciones. (Nivel de evidencia Ib, Grado de recomendación B) (Ibarra & Lira, 2013)

Trastornos menstruales por defecto (Amenorrea)

Etimológicamente el término amenorrea está compuesto del griego a- (prefijo privativo), mén, menós 'mes', 'menstruo' y rhoía, sustantivo derivado de rhéin 'fluir'. Que quiere decir ausencia del flujo de la menstruación. En algunos períodos de la mujer son fisiológicas, como en la infancia, el embarazo, el puerperio, la lactancia y la menopausia. Sin embargo, si se presenta en otras circunstancias durante el período reproductivo, se consideran patológicas. Etiopatológicamente se puede dividir su significado de acuerdo a la temporada de aparición. Se denomina amenorrea primaria cuando existe ausencia de menstruación a los 16 años en presencia de otras características sexuales secundarias, o cuando la menstruación no se ha producido a los 14 años en ausencia de pubarquia o s no se ha producido a los 13 años en ausencia de telarquia, mientras que se denomina amenorrea secundaria como la desaparición de la menstruación por un periodo superior a los 6 meses, luego de haber tenido 3 menstruaciones consecutivas.(Ruiz, 2018; Sepulveda et al., 2009)

Amenorrea Primaria

La amenorrea primaria puede ser causada por una variedad de desórdenes que incluyen anormalidades genéticas, alteraciones müllerianas, lesiones hipotálamo-hipofisiarias y disfunción hormonal. Un buen diagnóstico de esta patología favorece un enfoque terapéutico adecuado, con el fin de atenuar o eliminar las consecuencias de esta perturbación.

De acuerdo con la causa las a menorreas primarias se pueden clasificar de la siguiente manera:

• Congénitas: son la causa más frecuente, se deben a alteraciones cromosómicas o genéticas, produciendo alteraciones enzimáticas o de receptores.

• Adquiridas: pueden ser funcionales u orgánicas.

• Anatómicas: cuando la causa está localizada en el órgano efector (útero y endometrio) o en las vías de drenaje (vulva y vagina). Puede ser congénita o adquirida.

• Endocrinas: se deben a una alteración funcional u orgánica en el eje del hipotálamo, hipófisis y ovario. (Sepulveda et al., 2009)

En 1981 se realizó una clasificación de las amenorreas primarias de forma clínica, tomando en cuenta el desarrollo mamario y la presencia o no de útero, dividiéndolas en cuatro grupos (Mashchak et al., 1981):

Categoría 1 (Ausencia de mamas y presencia de útero)
Es un grupo complejo para su análisis por presentar múltiples entidades que pueden llevar a amenorrea primaria. Es el segundo en frecuencia. Se puede clasificar en 3 subgrupos (Sepulveda et al., 2009):

Falla hipotalámica: causada por la secreción inadecuada de la hormona liberadora de gonadotropina (GnRH). Hay un hipogonadismo hipogonadotrópico hipotalámico con bajos niveles de gonadotropinas, pero cuando se estimula con GnRH éstas suben, demostrando que la hipófisis es normal. Las principales causas de este grupo son: secreción insuficiente de neurotransmisores como dopamina y noradrenalina, síntesis inadecuada de GnRH idiopática, defectos anatómicos congénitos, ausencia del piso de la silla turca, neoplasias, Síndrome de Kallmann (Hipogonadismo hipogonadotrópico asociado a anosmia y agenesia del bulbo olfatorio), Síndrome de Prader-Labhart-Willi (Hipotonía, Retraso mental, Obesidad, Hipoplasia de labios menores y clítoris), Síndrome de Laurence-Moon-Biedl (Talla baja, retinitis, sordera, paraplejía espástica, polidactilia, sindactilia, obesidad, hipogonadismo, y retardo mental)

Falla hipofisiaria: Secreción inadecuada de FSH y LH al realizar estimulación por la GnRH en donde se identifican: Insuficiencia aislada de gonadotropinas, encefalitis, hipotiroidismo prepuberal.

Falla gonadal: En estas pacientes existe un hipogonadismo hipergonadotrópico en donde se destacan: Síndrome de Turner (Genotipo 45, X0, con un fenotipo de talla baja, cuello alado, paladar ojival, micrognatia, enfermedades cardiacas congénitas, anomalías renales y desordenes autoinmunes como Tiroiditis y Enfermedad de Addison, aunque se ha reportado menstruación espontánea en un 2-5% de las pacientes), Síndrome de Bonnevie-Ullrich (Variante del Síndrome de Turner con talla normal), Síndrome de Noonan, Disgenesia gonadal pura (Pacientes con cariotipo 46, XX o 46,XY y tienen bandas gonadales. A los pacientes con Cariotipo 46,xy se los denomina como Síndrome de Swyer. Todos estos pacientes tienden a desarrollar tumores en las cintillas ováricas, el más habitual el gonadoblastoma, por lo que debe realizarse una gonadectomía profiláctica), Deficiencia de 17-hidroxilasa con cariotipo 46, XX (Dicha deficiencia impide la síntesis de 17-hidroxipregnenolona y 17-hidroxiprogesterona y disminuye los niveles de cortisol lo que a su vez aumenta los niveles de ACTH, causando aumento de los mineralocorticoides con su respectiva retención de Na, hipertensión y pérdida de K) La sospecha diagnóstica de estas pacientes se puede hacer desde el punto de vista clínico tomando en cuenta la talla, presencia de retardo mental y la obesidad.

Categoría 2 (Presencia de mamas y ausencia de útero)

Insensibilidad androgénica: Se conoce como Síndrome de Morris. Estas pacientes tienen cariotipo 46, XY; testículos (generalmente intraabdominales) y fenotipo femenino y se presenta con carencia de receptores androgénicos o defectos en el funcionamiento de estos. Estas pacientes carecen de ovarios útero y trompas ya que los testículos secretan el Factor Inhibidor Mulleriano (MIF) que no requiere de receptores. Estas pacientes tienen riesgo de desarrollar neoplasia, aunque de manera mas tardía que en la disgenesia gonadal pura, aunque también se recomienda la gonadectomía profiláctica una vez completada la pubertad por el riesgo de desarrollo de disgerminoma.

Ausencia congénita de útero: Paciente con ovarios ausentes aunque con ausencia de útero y vagina (Síndrome de Mayer-Rokitansky-Kuster-Hauser) y puede estar acompañado de otras anomalías renales y óseas. El diagnóstico de estas pacientes se puede hacer mediante la determinación de testosterona sérica, en donde valores femeninos indicarían ausencia congénita de útero mientras que valores masculinos indicarían Síndrome de Morris.

Categoría 3 (Ausencia de mamas y ausencia de útero)

El cariotipo es masculino con niveles de gonadotropinas elevadas. La testosterona está normal o baja en rango femenino (Sepulveda et al., 2009).

Déficit de 17,20 desmolasa: El déficit causa falta de conversión de la 17-alfa-hidroxipregnenolona a dehidroepiandrosterona y de 17-hidroxiporgesterona a androstenediona. Al igual en el síndrome de Morris los testículos deben ser removidos por riesgo de malignización.

Agonadismo: Conocido con síndrome del testículo fantasma. Se ha postulado que en la embriogénesis los testículos secretan MIF que impide el desarrollo de útero pero posteriormente el testículo desaparece.

Categoría 4 (Presencia de mamas y presencia de útero)

Se trata del grupo mas frecuente y comprende entre el 30-40% de los casos. El 25% de estas pacientes presenta galactorrea, prolactina elevada y alteraciones en la silla turca compatible con adenoma hipofisiario. El otro 75% que cursan con prolactina normal incluyen pacientes con Síndrome de Ovario Poliquístico (SOPQ), hiperplasia suprarrenal, disfunción hipotalámica, falla hipotalámica-hipofisiaria, falla ovárica por ooforitis autoinmune, por quimioterapia o radioterapia.

En este grupo se debe descartar la falsa amenorrea o criptomenorrea causado por agenesia cervical himen imperforado o septum vaginal transverso que causa obstrucción en el tracto de salida y acumulación de fluido menstrual (Sepulveda et al., 2009).

En cuanto al tratamiento se debe individualizar en cada caso:

Hay que dar suplementos hormonales inicialmente con estrógenos a dosis bajas para estimular el desarrollo mamario en quienes no han tenido la telarquia. Cuando pasan seis meses de tratamiento sin incremento en el volumen mamario, se adicionan los progestágenos para hacer ciclos bifásicos en las pacientes que tienen útero, logrando así los sangrados cíclicos y la prevención de la osteoporosis y otras enfermedades derivadas de la ausencia de los estrógenos.(Pérez Agudelo, 2015) (Nivel de evidencia IIa, Grado de recomendación C)

A las pacientes que tienen ovarios normales y útero, como el síndrome de Kallman y el déficit aislado de GnRH, y desean quedar embarazadas, se les hace la inducción de la ovulación con la bomba de GnRH en los países donde está disponible o se hace la inducción con FSH recombinante o gonadotropinas menopáusicas humanas y gonadotropina coriónica.[37] Las pacientes con disgenesia gonadal y útero pueden recurrir a la donación de ovocitos para lograr un embarazo. (Pérez Agudelo, 2015) (Nivel de evidencia IIa, Grado de recomendación C)

Las afectadas por aplasia o hipoplasia uterina pueden recurrir al préstamo de útero o maternidad subrogada y lograr un hijo o hija biológicos, pero sin maternidad gestacional, porque sus ovarios son normales. (Pérez Agudelo, 2015) (Nivel de evidencia IIa, Grado de recomendación C)

Tratamiento precoz del hiperandrogenismo para prevenir consecuencias a largo plazo, como la hiperplasia endometrial, obesidad y defectos metabólicos. (Welt & Barbieri, 2007) (Nivel de evidencia IIa, Grado de recomendación C)

En caso de amenorrea hipotalámica funcional, realizar control de ganancia de peso, reducción en la intensidad de ejercicio o resolución de problemas que lleven a estrés. (Welt & Barbieri, 2007) (Nivel de evidencia IIa, Grado de recomendación C)

En pacientes con síndrome de Turner está indicada la hormona de crecimiento recombinante y la suplencia hormonal. (*Speroff's Clinical Gynecologic Endocrinology and Infertility, s. f.*) (Nivel de evidencia IIa, Grado de recomendación C)

Amenorrea Secundaria

Las causas de amenorrea secundaria son diversas y se las puede agrupar según el órgano principal que la produce. Si bien los ciclos anovulatorios son comunes en la adolescencia especialmente al inicio de esta, si existe la presencia de amenorrea en una adolescente se debe pensar en amenorrea por alteraciones en el peso, estrés y ejercicio, anorexia nerviosa, Síndrome de Ovario Poliquístico o fallo ovárico.

Debido a las diversas causas de amenorrea secundaria el tratamiento no se describirá en este capítulo ya que este se deberá hacer en base a la causa subyacente.

Entre las causas de amenorrea secundaria se encuentran:
Origen hipotalámico: (hipogonadismo hipogonadotrópico).
La más frecuente es la amenorrea hipotalámica funcional por pérdida de peso, ejercicio físico, estrés, anorexia nerviosa o idiopática. Presentan un factor común que es la pérdida de pulsatilidad de la GnRH.

Anorexia nerviosa: El 25% de las mujeres anoréxicas desarrollan amenorrea antes de que haya ocurrido una pérdida importante de peso. Cursa con gonadotropinas disminuidas. La amenorrea se corrige con la ganancia de peso.

Amenorrea deportiva: Hasta la mitad de las mujeres que practican ejercicio intenso y competitivo (ballet, gimnasia, etc.) pueden presentar amenorrea. Entre las causas que provocan esta amenorrea destacan disminución de peso y del porcentaje de grasa corporal, aumento de esteroides sexuales e incremento de andrógenos y de prolactina. También aumenta la temperatura corporal y hay elevación de hormona del crecimiento, ACTH, endorfinas y lipotropina, de forma que alterarían el patrón de descarga hipotalámica de GnRH.

Origen hipofisario:
Hiperprolactinemia: Es la causa más común de amenorrea hipofisaria. Clínicamente puede cursar con: Alteraciones menstruales: oligomenorrea, Galactorrea, Disminución de la libido, Signos de hipoestrogenismo, Signos de compresión (cefaleas, alteraciones visuales), Esterilidad.

Síndrome de Sheehan: Amenorrea posparto por infarto hipofisiario. Constituye el motivo más frecuente de panhipopituitarismo en mujeres en edad reproductiva. Se caracteriza por una incapacidad para la lactancia materna con involución de la glándula mamaria. Después aparece la amenorrea (consecuencia de la anovulación debido al cese de producción hipofisaria de FSH y LH por necrosis isquémica de la glándula) y la pérdida del vello pubiano y axilar. Otros síntomas son astenia, inapetencia, intolerancia al frío, mixedema, pérdida de pigmentación de las aréolas mamarias y de la región genital y pérdida de peso que puede llevar a la caquexia.

Tumores hipofisarios secretores: Cualquier masa o lesión de la silla turca puede causar una amenorrea, como en la acromegalia, adenomas productores de TSH o enfermedad de Cushing (ACTH), y adenomas no secretores que no se manifiestan clínicamente hasta que no alcanzan gran tamaño (macro adenomas).

Craneofaringioma: El 60% de los casos presenta amenorrea por la compresión hipofisaria directa de la propia glándula o del sistema vascular que conecta el hipotálamo a la hipófisis.

Radioterapia holocraneal
Sarcoidosis, tuberculosis
Origen uterino: Síndrome de Asherman (sinequias uterinas tras legrados), estenosis cervical, tuberculosis genital, endometriosis.

Origen ovárico: Síndrome de Ovario Poliquístico. Teniendo en cuenta el consenso de Rotterdam es una compleja endocrinopatía en la que el ovario ocupa un lugar principal como sustrato que desarrolla finalmente una anovulación. Es de perfil hiperandrogénico, por lo que pasa a considerarse una patología gonadal. Una descripción más a fondo de esta patología se describirá en el capítulo correspondiente.

Insuficiencia ovárica: También llamada fallo ovárico prematuro (FOP) o menopausia precoz. Consiste en un agotamiento folicular antes de los 40 años, lo que provoca un descenso de estrógenos y, por tanto, una elevación de gonadotropinas. La etiología del fallo ovárico prematuro es desconocida en muchas ocasiones, pero se han descrito causas genéticas, autoinmunitarias e infecciosas, o secundario a radioterapia local o quimioterapia.

Enfermedades sistémicas: Insuficiencia renal, diabetes, lupus, Cushing, patología tiroidea.

Drogas y fármacos: Anovulatorios, progesterona y análogos de la GnRH, cocaína y opiáceos, psicotrópicos, fenotiazinas, reserpina, digoxina, etc. (Ruiz, 2018)

1. American College of Obstetricians and Gynecologists. (2005). ACOG practice bulletin, Clinical management guidelines for obstetrician-gynecologists, number 65, August 2005: Management of endometrial cancer. The American College of Obstetricians and Gynecologists. https://doi.org/10.1097/00006250-200508000-00050

2. Burkman, R. (2012). PROLOG. Patient MAnegement in the Office (Sexta edición). The American College of Obstericians and Gynecologist.

3. Committee on Practice Bulletins—Gynecology. (2013). Management of Abnormal Uterine Bleeding Associated With Ovulatory Dysfunction. The American College of Obstetricians and Gynecologists, 122.

4. Escobar, M., Pipman, V., Arcari, A., Boulgourdjian, E., Keselman, A., Pasquallini, T., Alonso, G., & Blanco, M. (2010). Trastornos del ciclo menstrual en la adolescencia. Sociedad Argentina de Pediatría. Subcomisiones, Comités y Grupos de Trabajo, 108.

5. Fraser, I. S., Critchley, H. O. D., Broder, M., & Munro, M. G. (2011). The FIGO recommendations on terminologies and definitions for normal and abnormal uterine bleeding. Seminars in Reproductive Medicine, 29(5), 383-390. https://doi.org/10.1055/s-0031-1287662

6. Hall, J. E., & Guyton, A. C. (s. f.). Tratado de Fisiología Médica. En Tratado de Fisiología Médica (Décimo tercera). ELSEVIER.

7. Ibarra, V., & Lira, J. (2013). Diagnóstico y tratamiento de la Hemorragia Uterina Disfuncional. Guía de Práctica Clínica. 77.

8. Mashchak, C. A., Kletzky, O. A., Davajan, V., & Mishell, D. R. (1981). Clinical and laboratory evaluation of patients with primary amenorrhea. Obstetrics and Gynecology, 57(6), 715-721.

9. Palma, O., & Shamah, T. (2006). Encuesta Nacional de Salud y Nutrición. Instituto Nacional de Salud Pública, México.

10. Pérez Agudelo, L. E. (2015). Infertilidad y endocrinología reproductiva (4a ed). Universidad Militar Nueva Granada.

11. Practice Committee of American Society for Reproductive Medicine. (2008). Current Evaluation of Amenorrhea. Fertil Steril. https://doi.org/10.1016/j.fertnstert.2008.08.038

12. Rodriguez, M., & Curell, N. (2017, julio). El ciclo menstrual y sus alteraciones. https://www.pediatriaintegral.es/publicacion-2017-07/el-ciclo-menstrual-y-sus-alteraciones/

13. Ruiz, J. (2018). Manual CTO de Medicina y Cirugía (Décima Edición). Grupo CTO.

14. Sepulveda, J., Alarcón, M., & Jaimes, H. (2009). Amenorrea Primaria. Revista Colombiana de Obstetricia y Ginecología, 60.

15. Speroff's Clinical Gynecologic Endocrinology and Infertility. (s. f.). Recuperado 12 de julio de 2020, de https://shop.lww.com/Speroff-s-Clinical-Gynecologic-Endocrinology-and-Infertility/p/9781451189766

16. The Rotterdam ESHRE/ASRM-sponsored PCOS consensus workshop group. (2004). Revised 2003 consensus on diagnostic criteria and longterm health risks related to polycystic ovary syndrome (PCOS). Human Reproduction, 19. https://doi.org/10.1093/humrep/deh098

17. Welt, C., & Barbieri, R. (2007). Etiology, diagnosis, and treatment of primar y amenorrhea. UpToDate.

CAPÍTULO 3

Leonardo Javier Mancheno Benalcázar

Síndrome de ovario poliquístico

Introducción

En los años 1721 el científico italiano Vallisneri fue probablemente el primero en describir   un caso clínico del Síndrome de ovario poliquístico (SOP),   al documentar sobre un matrimonio en el cual la mujer padecía infertilidad y al examinar sus ovarios tenían una apariencia particular, llamando la atención su superficie brillante y el tamaño que según describe en sus manuscritos comparaba con los huevos de un pichón (Szydlarska, Machaj, & Jakimiuk, 2016).

Sin embargo no sería hasta 1935 que Stein y Leventhal se convertirían en los investigadores más conocidos y respetados con respecto al tema, presentando un grupo de 7 pacientes femeninas con características comunes: alteraciones en la menstruación, hirsutismo y ovarios agrandados con la presencia de múltiples folículos de pequeño tamaño (Szydlarska, Machaj, & Jakimiuk, 2016) (López, 2010).

Además en su manuscrito original Stein y Leventhal sugirieron   a la resección ovárica en cuña como tratamiento, mostrando el retorno de menstruaciones regulares en las 7 pacientes descritas y 2 de ellas pudieron embarazarse (Szydlarska, Machaj, & Jakimiuk, 2016).

En la actualidad el síndrome de ovario poliquístico se considera la endocrinopatía más común en mujeres en edad reproductiva afectando de 5 a 10 % de las mujeres alrededor del mundo sin embargo de acuerdo a algunos estudios en ciertas poblaciones podría   alcanzar valores tan altos como el 20% de las mujeres en edad reproductiva. (Macut, Bjekic, Rahelic, & Doknic, 2017) (Guo, y otros, 2016) (Sidra, Tariq, Farrukh, & Mohsin, 2019). Las manifestaciones   del SOP son muy heterogenias   siendo las más prevalentes la   presencia de ciclos menstruales irregulares e infertilidad sin embargo aunque con menor frecuencia se puede observar también hisrutismo, alopecia, acné, seborrea, aumento del panículo adiposo y clitoromegalia (Patel, 2018) (Gonzales, 2011).

Con relación   a la fisiopatología de esta enfermedad existe una interacción entre factores genéticos, neuroendocrinos, metabólicos y ambientales que tiene como consecuencia la hiperandrogenemia, la insulino-resistencia y secreción de adipocinas por el tejido adiposo (Patel, 2018) (Guo, y otros, 2016) (Wang, Wu, Guo, & Li, 2019).

Es bien conocido que los pulsos de hormona liberadora de gonadotropinas (GnRH) por la pituitaria son los responsable de la secreción de hormona luteinizante (LH) y foliculoestimulante (FSH), los pulsos lentos liberan FSH y los pulsos lentos LH la cual al actuar sobre las células de la teca interna produce andrógenos ováricos, la desregulación en los pulsos de GnRH se asocia a un aumento de la relación LH/FSH causando el hiperandrogenismo responsable de los fenotipos clásicos de SOP (Peña & Metz, 2017) (Teede, y otros, 2018).

Con respecto al hiperandrogenismos existen reportes de   fenotipos muy similares a los que se puede observar en el SOP en fetos sometidos a altos niveles de andrógenos intra útero como lo que ocurre dihidrotestosterona, lo cual conlleva a pensar   el papel   preponderante de los estrógenos en la fisiopatología (Wang, Wu, Guo, & Li, 2019) (Gonzales, 2011) (Di Pietro, Pascuali, Parborell, & Abramovich, 2018).

Los niveles elevados de andrógenos tanto ováricos como suprarrenales perjudican el desarrollo folicular y promueve el depósito de tejido adiposo abdominal induciendo la insulinoresistencia y el hiperinsulinismo compensatorio (Zhang, Bao, Zhou, & Zheng, 2019).

La relación de la insulino-resistencia y la disfunción del tejido adiposo se encuentran estrechamente relacionada, observándose niveles bajos de adiponectina en pacientes con SOP, esta enzima está implicada en la regulación de lípidos y carbohidratos considerándose como el nexo que comunica   el tejido adiposo con las estructuras anatómicas sensibles a la insulina, la figura 1 resume la fisiopatología del SOP (Macut, Bjekic, Rahelic, & Doknic, 2017) (Coyle & Campbell, 2019) (Palomer, Pérez, & Blanco, 2005).

Figura 1. Fisiopatología del ovario poliquístico

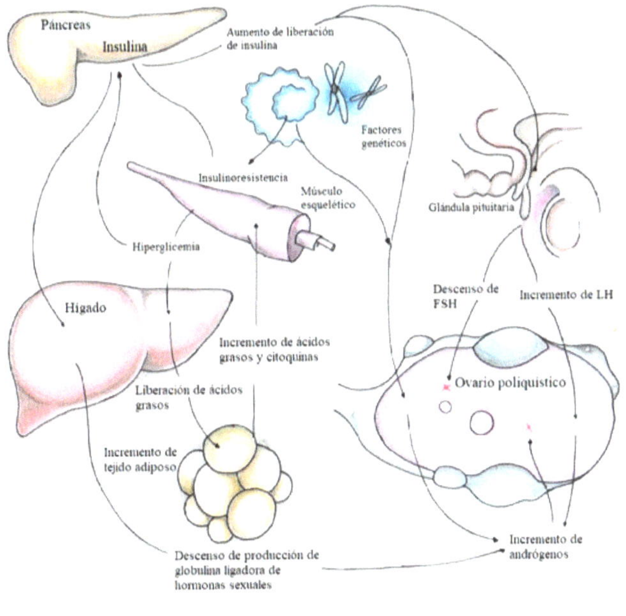

Fuente: Elaborado por Mancheno, L, tomado de López (2010).

Diagnóstico Clínico

Los diferentes signos y síntomas de las mujeres con SOP son los resultados de los múltiples efectos endocrinos derivados del hiperandrogenismo y la insulinoresitencia, la manifestación más frecuente suele ser la esterilidad, irregularidades menstruales y signos de virilización refleja resultado de los valores elevados de andrógenos (Gonzales, 2011) (Di Pietro, Pascuali, Parborell, & Abramovich, 2018) (Peña & Metz, 2017).

Las irregularidades menstruales presentes en las mujeres con SOP puede ir desde amenorrea,oligomenorrea hasta menometrorragia episódica que puede acompañarse de anemia, estos trastornos menstruales se pueden explicar tanto por los niveles elevados de andrógenos así como por la ausencia del pico hormonal de progesterona que ocasiona la anovulación (Peña & Metz, 2017) (Sidra, Tariq, Farrukh, & Mohsin, 2019).

El hiperandrogenismo en las mujeres con SOP se manifiesta por el hirsutismo, acné y alopecia androgénica. El hirsutismo definido como la presencia de vello grueso y oscuro con patrón masculino se puede evaluar mediante la escala de Ferriman-Gallwey (figura 2) con una calificación de 8 puntos o más (Sidra, Tariq, Farrukh, & Mohsin, 2019) (Teede, y otros, 2018) (Divyashree, Janhavi, Ravindra, & Muthukumar, 2019) (Palomer, Pérez, & Blanco, 2005).

La presencia de acné vulgar es una manifestación dermatológica frecuente en la adolescencia lo cual complica el diagnostico de SOP en la adolescencia, pero el acné persistente y de inicio tardío son sugestivos de SOP (Peña & Metz, 2017) (Palomer, Pérez, & Blanco, 2005). La presencia de alopecia en mujeres con SOP sigue un patrón que afecta la coronilla, con preservación de la línea frontal, sin embargo puede ser una manifestación otra enfermedad razón por la cual se debe excluir la posibilidad de enfermedad tiroidea, anemia u otra enfermedad crónica (Popovic, Sartorius, & Christ-Crain, 2019) (Palomer, Pérez, & Blanco, 2005).

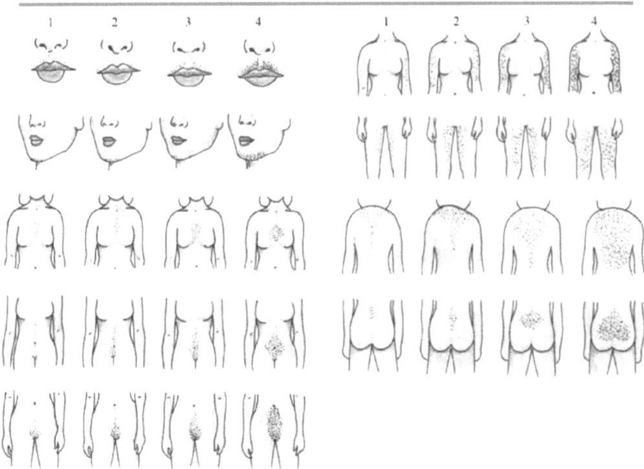

Fuente: Elaborado por Mancheno, L, tomado de García (2012)

En vista de la complejidad de la patología, la heterogeneidad de las manifestaciones clínicas y diferentes fenotipos de la enfermedad las sociedades científicas establecieron criterios diagnósticos como por ejemplo los de Rotterdam, NIH y AE/PCOS. (Barrea, y otros, 2019) (Kostakis, Gkioni, Macut, & Mastorakos, 2019) (Teede, y otros, 2018).

En la presente obra recomendamos el empleo de los criterios de Rotterdam que establece el diagnóstico de PCOS con dos de los tres criterios que considera:
- Oligo - o anovulación
- Hiperandrogenismo clínico o Bioquímico
- Ovarios poliquísticos en la ultrasonografía

Se debe entender como ciclos menstruales irregulares aquellos que duran menos de 21 días o más de 45 días entre el primer y tercer años posterior a la menarquia, pasado el tercer año ciclos que duran menos de 21 días o más de 35 días a su vez menos de 8 ciclos al año, durante el primer año posterior a la menarquia la irregularidad en los ciclos menstruales forma parte de la transición puberal fisiológica (Milczarek, Kucharska, & Borowiec, 2019) (Teede, y otros, 2018).

Se objetiva el hiperandrogenismo clínico cuando a él examen físico revela, presencia de acné, alopecia, hirsutismo y en adolescente acné severo y persistente a pesar del tratamiento (Taghavi, y otros, 2017) (Fong, Laven, Duhamel, & Dewailly, 2017).

Exámenes Complementarios

Los estudios de laboratorio que ayuden a objetivar el hiperandrogenismo bioquímico son de gran relevancia para el diagnóstico entre estos los que han mostrado mayor utilidad en la práctica clínica son los niveles séricos de FSH, LH, 17 hidroxiprogesterona, testosterona, dehidroepiandrosterona (DHEA), sulfato de dehidroepiandrosterona (DHEAS), prolactina sérica (Recomendación IIB) (Del Castillo, Martínez, & Del Castillo, 2014) (Teede, y otros, 2018).

Además de estos estudios paraclínicos son de importación para evaluar la comorbilidad en pacientes con SOP el perfil lipídico, glucosa en ayunas, test de tolerancia oral a la glucosa y pruebas de función tiroideas (Recomendación IIA) (Fong, Laven, Duhamel, & Dewailly, 2017) (Teede, y otros, 2018) (Hernández, Islas, Vital, & Valdez, 2010).

Con relación a la ultrasonografía para el diagnóstico de SOP se prefiere el transductor endovaginal si el paciente mantiene vida sexual activa, usando un transductor de 8 MHz los criterios para establecer ovarios poliquísticos son la presencia de más de 20 folículos o un volumen de más de 10 mL en cada ovario. Por otro lado si se trata de un paciente que no ha iniciado su vida sexual se debe emplear ecografía abdominal en la cual se enfoca en el volumen ovárico siendo el punto de corte 10 ml y no tomando en cuenta el número de folículos debido a la   dificultad para visualizarlos desde este enfoque (Recomendación IIIB) (Brown & Chang, 2007) (Hernández, Islas, Vital, & Valdez, 2010).

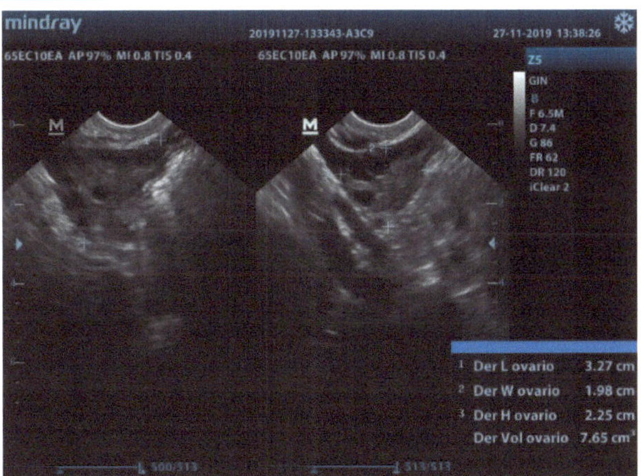

*Figura SEQ Figura * ARABIC 3. Ecografía transvaginal que muestra*
múltiples quistes hipoecoicos

Tratamiento

Al considerar el tratamiento de SOP las medidas no farmacológicas son tan importantes como las farmacológicas sobre todo teniendo en cuenta las múltiples alteraciones metabólicas resultantes de la insulino-resistencia, hiperandrogenismo que en conjunto aumentan el riesgo cardiovascular (Guzick, 2004) (Teede, y otros, 2018) (Hernández, Islas, Vital, & Valdez, 2010).

Los cambios en el estilo de vida, que consideran una alimentación saludable y actividad física realizada de manera regular deben ser prescritas en todos los pacientes con SOP con el objetivo de lograr y más importante aún mantener un peso saludable. (Recomendación III) (García & Azcona, 2012) (Zhang, Bao, Zhou, & Zheng, 2019) (Hernández, Islas, Vital, & Valdez, 2010).

Una pérdida de peso de 5 a 10% en pacientes con sobrepeso se considera un objetivo alcanzable y realista que produce importantes resultados clínicos, con una mejor respuesta al tratamiento farmacológico y reducción del riesgo cardiovascular, sin embargo cualquier intervención por parte de los profesionales de la salud debe realizarse con respeto y teniendo en cuenta las preferencias individuales de cada paciente (Recomendación Ia) (Coyle & Campbell, 2019) (Hernández, Islas, Vital, & Valdez, 2010).

Para lograr la pérdida de peso objetivo, se recomienda una dieta de 1200 a 1500 kcal/día, siempre considerando los requerimientos individuales, niveles de actividad física diaria y peso corporal, esta reducción en la ingesta calórica debe realizarse de forma progresiva con descenso de 500 a 1000 kcal/semana (Recomendación III) (Palomer, Pérez, & Blanco, 2005) (Teede, y otros, 2018).

En relación al ejercicio en adultos de 18 a 64 años se recomienda un mínimo de 150 minutos a la semana de actividad física moderada o a su vez 75 minutos a la semana de gran intensidad, en adolescentes se recomienda 60 minutos cada día de actividad física moderada o gran intensidad por al menos 3 veces en la semana incluyendo dentro de la misma ejercicio de levantamiento de peso (Recomendación Ia) (ACOG, 2018) (Teede, y otros, 2018) (Hernández, Islas, Vital, & Valdez, 2010).

En relación al tratamiento farmacológico los anticonceptivos orales son el tratamiento de primera línea en mujeres sin deseo de embarazarse, pudiendo administrarse por periodos mayores a 6 meses, mostrando una mejoría en lo síntomas relacionados con el hiperandrogenismo y los ciclos menstruales irregulares. Al prescribir anticonceptivos orales combinados se debe emplear las dosis más bajas efectivas de estrógenos, que de acuerdo a varios estudios corresponde a una dosis de 20 a 30 mcg de etinilestradiol, en nuestro medio el nombre comercial de un preparado disponible es Yasmin ® el cual se administra en ciclos de 21 días de tratamiento por 7 días de descanso (Recomendación IIb) (Teede, y otros, 2018) (Hernández, Islas, Vital, & Valdez, 2010).

Con respecto a la metformina se debe añadir al tratamiento con anticonceptivos orales combinados en aquellas pacientes con IMC sobre 25kg/m2   mostrando su máximo beneficio en aquellas pacientes con alto riesgo metabólico incluyendo los pacientes con factores de riesgo para diabetes, intolerancia oral a la glucosa y grupos étnicos de riesgo(IIa) (Teede, y otros, 2018).

El empleo de agentes anti andrógenos debe considerarse cuando los anticonceptivos orales combinados están contraindicados o son mal tolerados por el paciente, dentro de los cuales se dispone en nuestro medio se encuentra espironolactona pudiéndose administrar en 100 a 200 mg/día y finasteride en dosis de 2,5 a 5 mg/día (Recomendación IIIa) (Teede, y otros, 2018) (Hernández, Islas, Vital, & Valdez, 2010).

En la evaluación y manejo de la infertilidad en la paciente con SOP antes de considerar los fármacos inductores de la ovulación se debe considerar que las medidas orientadas o corregir el sobrepeso mejoran las tasa de ovulación y de fertilidad (IIa) (Teede, y otros, 2018).

Si después de una reducción de peso considerable no se logra una mejoría en la fertilidad, se comienza con los inductores de la ovulación considerándose como el fármaco de primera línea Letrozol 2,5 mg vía oral cada día, cuando el letrozol no está disponible o el costo para el paciente no se lo permite una opción igual de aceptable es el citrato de clomifeno iniciado con dosis de 50 mg del tercer al noveno día, con un posterior incremento escalonado de la dosis sin sobrepasar 150 mg/día(Recomendación IIIa). (Teede, y otros, 2018).

Las gonadotropinas son la segunda línea de tratamiento en pacientes donde la terapia oral para inducción de ovulación ha fallado, en ciertos casos cuando existe la posibilidad de un control ecográfico estrecho las gonadotropinas pueden emplearse como primera línea siempre considerando la disponibilidad, el costo   y el potencial riesgo de embarazo múltiple(Recomendación IIa) (Teede, y otros, 2018).

En aquellas pacientes en la cuales la terapia de segunda línea no muestra resultados la siguiente opción terapéutica es la cirugía laparoscópica mostrando un discreto beneficio en la incidencia de embarazos múltiples a favor de la cirugia,sin embargo se debe tener en cuenta que los riesgos quirúrgicos son mayores en las mujeres con sobrepeso y obesidad la cual puede tener una incidencia de hasta 70% en las pacientes con SOP,el mayor costo económico con relación al tratamiento farmacológico y la posterior formación de adherencias perianexiales como un riesgo anexial adicional.

1.ACOG. (2018). ACOG PRACTICE BULLETIN SUMMARY Polycystic Ovary Syndrome. ACOG, 01-03.

2.Barrea, L., Arnone, A., Annunziata, G., Muscogiuri, G., Laudisio, D., Salzano, C., . . . Savastano, S. (2019). Adherence to the Mediterranean Diet, Dietary Patterns and Body Composition in Women with Polycystic Ovary Syndrome (PCOS). Nutrients, 02-21.

3.Brown, M., & Chang, R. (2007). Polycystic Ovary Syndrome Clinical and Imaging Features. Ultrasound Quarterly, 233-238.

4.Coyle, C., & Campbell, R. (2019). Pathological pulses in PCOS. Molecular and Cellular Endocrinology, 01-10.

5.Del Castillo, F., Martínez, A., & Del Castillo, R. (2014). Guía de práctica clínica de síndrome de ovario poliquístico. iMedPub Journals, 01-14.

6.Di Pietro, M., Pascuali, N., Parborell, F., & Abramovich, D. (2018). Ovarian Angiogenesis in Polycystic 1 Ovary Syndrome. Society for Reproduction and Fertility, 199-209.

7.Divyashree, S., Janhavi, P., Ravindra, P., & Muthukumar, S. (2019). Experimental models of polycystic ovary syndrome: An update. Life Sciences, 01-69.

8.Fong, S., Laven, J., Duhamel, A., & Dewailly, D. (2017). Polycystic ovarian morphology and the diagnosis of polycystic ovary syndrome: redefining threshold levels for follicle count and serum anti-Müllerian hormone using cluster analysis. Human Reproduction, 01-09.

9.García, L., & Azcona, C. (2012). Hiperandrogenismo: pubarquia precoz y síndrome de ovario poliquístico. Etiologia y posibilidades terapéuticas. Revista Pediatría de Atención Primaria, 61-67.

10.Gonzales, F. (2011). Inflammation in Polycystic Ovary Syndrome: Underpinning of insulin resistance and ovarian dysfunction. Steroids, 300-305.

11.Guo, Y., Qi, Y., Yang, X., Zhao, L., Wen, S., Liu, Y., & Tang, L. (2016). Association between Polycystic Ovary Syndrome and Gut Microbiota. PLOS ONE, 01-15.

12.Guzick, D. (2004). Polycystic Ovary Syndrome. ACOG, 181-193.

13.Hernández, T., Islas, E., Vital, V., & Valdez, M. (2010). Guía de Práctica Clínica GPC Síndrome de Ovarios Poliquísticos. IMSS, 01-50.

14.Kostakis, E., Gkioni, L., Macut, D., & Mastorakos, G. (2019). Androgens in Menopausal Women: Not Only Polycystic Ovary Syndrome. Frontiers of Hormone Research, 135-161.

15.López, A. (2010). Síndrome de Ovario Poliquístico. Revista Médica MD, 11-18.

16.Macut, D., Bjekic, J., Rahelic, D., & Doknic, M. (2017). Insulin and the polycystic ovary syndrome. Diabetes Research and Clinical Practice , 01-08.

17.Milczarek, M., Kucharska, A., & Borowiec, A. (2019). Difficulties in diagnostics of polycystic ovary syndrome in adolescents – a preliminary study. Pediatric Endocrinology Diabetes and Metabolism, 122-126.

18. Palomer, X., Pérez, A., & Blanco, F. (2005). Adiponectina: un nuevo nexo entre obesidad, resistencia a la insulina y enfermedad cardiovascular. Medicina Clínica Barcelona, 42-49.

19. Patel, S. (2018). Polycystic ovary syndrome (PCOS), an inflammatory, systemic, lifestyle endocrinopathy . Journal of Steroid Biochemistry and Molecular Biology, 01-10.

20. Peña, A., & Metz, M. (2017). What is adolescent polycystic ovary syndrome? Journal of Paediatrics and Child Health, 01-05.

21. Popovic, M., Sartorius, G., & Christ-Crain, M. (2019). Chronic low-grade inflammation in polycystic ovary syndrome: is there a (patho)-physiological role for interleukin-1? Seminars in Immunopathology, 447-459.

22. Sidra, S., Tariq, M., Farrukh, M., & Mohsin, M. (2019). Evaluation of clinical manifestations, health risks, and quality of life among women with polycystic ovary syndrome. PLOS ONE, 01-17.

23. Szydlarska, D., Machaj, M., & Jakimiuk, A. (2016). History of discovery of polycystic ovary syndrome. Advances in Clinical and Experimental Medicine, 555-558.

24. Taghavi, S., Bazarganipour, F., Allan, H., Khashavi, Z., Reisi, N., Dosha, N., . . . Aji-Ramkani, A. (2017). Pelvic floor dysfunction and polycystic ovary syndrome. Human Fertility, 01-07.

25. Teede, H., Misso, M., Costello, M., Dokras, A., Laven, J., Moran, L., . . . Norman, R. (2018). Recommendations from the international evidence-based guideline for the assessment and management of polycystic ovary syndrome. Human Reproduction and Clinical Endocrinology, 01-16.

26. Wang, J., Wu, D., Guo, H., & Li, M. (2019). Hyperandrogenemia and insulin resistance: The chief culprit of polycystic ovary syndrome. Life Sciences, 01-32.

27. Zhang, J., Bao, Y., Zhou, X., & Zheng, L. (2019). Polycystic ovary syndrome and mitochondrial dysfunction. Reproductive Biology and Endocrinology, 01-15.

CAPÍTULO 4

Liveth Alexandra Arévalo García
Hiperprolactinemia

Introducción

La prolactina (PRL) es una hormona de naturaleza proteínica que es sintetizada y secretada por las células mamotrópicas de la adenohipófisis, está formada por 198 aminoácidos, codificada en el cromosoma 6 (locus; Cr. 6 p22.2-p21.3) su acción principal es el inicio y mantenimiento de la lactancia. El hipotálamo controla y regula la producción y liberación de las hormonas que se originan en la hipófisis anterior mediante moléculas con actividad estimulante, pero con relación a la prolactina la dopamina hipotalámica mantiene una inhibición permanente, excepto durante el embarazo y la lactancia.

La prolactina se produce con un patrón de secreción episódico, pulsátil, con 4 a 14 episodios secretorios por día, con duración del pico entre 67 y 76 minutos, con intervalos interpulso de 93 a 95 minutos. Se registra una amplitud aumentada de 60 a 90 minutos luego de la aparición del sueño. La vida media de la prolactina se estima en 14 minutos. (Salazar, 2014, pág. 126)

La hiperprolactinemia son los niveles de prolactina en sangre elevados, que normalmente ocurre durante el embarazo, la lactancia, el coito, el ejercicio físico y el estrés, pero también se encuentran elevados en casos de tumor hipofisario, lesiones, cirrosis, nefropatía, síndrome de Stein Leventhal, lesiones de la pared torácica anterior, y particularmente como un efecto colateral de medicamentos diversos (antidepresivos, anticonvulsionantes, antipsicóticos, colinérgicos, antihistamínicos, bloqueadores dopaminérgicos). La hiperprolactinemia, independientemente de la causa, puede ocasionar galactorrea, hipogonadismo, infertilidad, amenorrea, pero también puede ser asintomática.

Síntesis

Su identificación en 1970 y posterior medición por radioinmunoensayo (RIA) en 1971, han permitido incrementar el conocimiento sobre la fisiología y fisiopatología de la secreción de PRL en los humanos.

Se han descrito 4 isoformas de PRL, los cuales son: PRL "pequeña" (PM: 23 kD), PRL glicosilada (PM: 25 kD), PRL "grande" o big PRL (PM: 50 kD),

PRL "grande" o big PRL (PM: 50 kD), PRL "grande-grande" o big-big PRL (PM: 200 kD). La primera es la forma con mayor bioactividad y la segunda la predominante en el plasma. Las formas grandes de PRL son las de menor bioactividad y explicarían algunos casos de hiperprolactinemia severa en mujeres sin galactorrea y con ciclo menstruales normales.

La síntesis y secreción de prolactina está dado por las células lactotrofas de la glándula pituitaria y está suprimida por la dopamina hipotalámica, que atraviesa el sistema venoso portal para incidir en los receptores D2 de los lactotrofos.

Entre las hormonas y neurotransmisores que estimulan la secreción de PRL, se encuentran: péptido intestinal vasoactivo (VIP), hormona tiroidea TRH, angiotensina II, serotonina, histamina H1, sustancia P, neurotensina, colecistoquinina (CCK), hormona liberadora de gonadotropina GnRH, b-endorfinas y estradiol.

Y entre las hormonas y neurotransmisores que inhiben su secreción, se encuentran: dopamina, GABA, histamina H2, péptido asociado a GnRH (GAP), somatostatina, dexametasona y vitamina D.

Fisiopatología
La hiperprolactinemia no puerperal es causada por adenomas lactotrofos (prolactinomas) que originan aproximadamente 40% de todos los tumores pituitarios. (Salazar, 2014, pág. 126)

También puede originarse por la interrupción farmacológica o patológica de las vías hipotálamo-hipofisarias dopaminérgicas; en ocasiones también puede ser idiopática.

Causas De Hiperprolactinemia
Al realizar el diagnóstico de hiperprolactinemia y por lo tanto su diagnóstico diferencial debemos dividirlo en causas fisiológicas, medicamentosas, enfermedades sistémicas, tumorales e idiopáticas.

Causas Fisiológicas

La principal causa fisiológica de hiperprolactinemia es el embarazo. Durante el embarazo hay una hiperplasia de la adenohipófisis, sobre todo a expensas de los lactotrofos debido al estímulo estrogénico persistente secretados por la placenta.

En el embarazo, la adenohipófisis puede aumentar hasta dos o tres veces su tamaño normal y las concentraciones séricas de PRL pueden aumentar más de 10 veces. (Melgar, 2016, pág. 114)

Otras causas fisiológicas de hiperprolactinemia incluyen: lactancia materna, fase luteínica del ciclo menstrual, hipoglucemia, puerperio, coito, ejercicio físico, ingesta de alimentos ricos en proteína, estimulación del pezón, fase no REM del sueño, estrés físico o psicológico; en las que raramente excede un nivel sérico de prolactina mayor o igual 40ng/ml. (Barrera, 2015, pág. 13)

Causas Medicamentosas

Los principales fármacos causantes de hiperprolactinemia, se citan en la siguiente lista.

- Anestésicos
- Anticonvulsivantes
- Antidepresivos: tricíclicos, inhibidores de la monoaminooxidasa, inhibidores de la recaptación de la serotonina.
- Antihistamínicos (H2)
- Antihipertensivos: verapamilo, metildopa.
- Agonistas colinérgicos
- Reductores de catecolaminas.
- Bloqueadores de los receptores de dopamina.
- Inhibidores de la síntesis de dopamina: metoclopramida, sulpiride, domperidona, cisaprida.
- Opiáceos: cocaína, morfina, heroína.
- Estrógenos: anticonceptivos orales, terapia de reemplazo hormonal.
- Andrógenos: anabólicos, terapia de reemplazo hormonal.
- Neuropéptidos. Neurolépticos/antipsicóticos: fenotiacidas, holoperidol, butirofenonas.

Causas Por Enfermedades Sistémicas
Neurogénicas: Tórax: trauma neurogénico en la pared torácica, quirúrgico, herpes zoster
Renal: falla renal crónica
Hepática: cirrosis hepática
Neurológicas: epilepsia, enfermedad de Parkinson
Endocrinológicas: hipotiroidismo primario, enfermedad ovárica poliquística

Causa Tumorales
La principal causa tumoral de hiperprolactinemia es el prolactinoma que es un adenoma hipofisario y representan el 40% de todos los adenomas hipofisarios, su prevalencia varía con la edad y el género, puede ser tan alta como 62 por 100000 y ocurre con mayor frecuencia en mujeres entre los 20 y 50 años de edad con una relación de género de 10 a1. (Barrea, 2015, pág. 09)

Según su tamaño, se clasifican en microprolactinomas (<10mm) y macroprolactinomas (≥10mm) los cuales a su vez pueden ser intraselares o invasivos.

Causa Idiopática
Se engloba a toda hiperprolactinemia que pese a los estudios realizados no posee una etiología claramente definida.

Las tres principales causas de hiperprolactinemia son: prolactinomas (56,2%), inducida por fármacos (14,5%) y macroprolactinemia (9,3%). (Barrea, 2015, pág. 05)

Diagnóstico Clínico
Dentro de los signos y síntomas independientemente de su causa, la hiperprolactinemia interfiere con la secreción pulsátil de GnRH e inhibe la secreción de LH y FSH; lo cual se traduce en la presencia de hipogonadismo en ambos sexos e infertilidad y por lo tanto se asocia con disminución de la densidad mineral ósea en ambos sexos.

Además produce disminución de la libido, disfunción eréctil, oligospermia e infertilidad y, con menos frecuencia, ginecomastia y galactorrea.

Y si fuere el caso la causa de la hiperprolactinemia un prolactinoma puede producir efectos compresivos de las estructuras paraselares e hipopituitarismo.

En mujeres, la mayoría de los prolactinomas son microadenomas y se presentan con alteraciones menstruales (oligoamenorrea), galactorrea e infertilidad. En mujeres posmenopáusicas, la clínica se deriva fundamentalmente del efecto masa del adenoma.

En varones, el 80% de los prolactinomas son macroadenomas por lo que suele haber clínica por efecto masa (cefalea, pérdida visual) y/o por afectación de otros ejes hipofisarios. (Halperin, 2013, pág. 309)

La hiperprolactinemia causada por medicamentos es comúnmente sintomática, ocasiona galactorrea, trastornos menstruales e impotencia.

Diagnóstico Diferencial
Dada a la amplia variedad etiológica de hiperprolactinemia, el diagnóstico diferencial se basa fundamentalmente en una adecuada y minuciosa anamnesis y examen físico, descartando patologías de base y con ayuda de los exámenes complementarios.

Exámenes Complementarios
Muestra De Sangre
Las pautas actuales indican que la muestra de sangre para el estudio de prolactina, se puede tomar en cualquier momento del día. El ejercicio y la estimulación del pezón deben evitarse durante al menos 30 minutos antes de la prueba. Una sola determinación suele ser suficiente para establecer el diagnóstico, pero en caso de duda, el muestreo se puede repetir en un día diferente a intervalos de 15 a 20 minutos para tener en cuenta la posible pulsatividad de la prolactina. (Samperi, 2019, pág. 10)

Es importante interpretar los resultados de acuerdo con los rangos de referencia específicos de cada laboratorio.

Grado de Evidencia: IA
Imágenes
Resonancia Magnética Con Gadolinio
El estudio diagnóstico de hiperprolactinemia incluye imágenes de la zona selar, que se realiza después de excluir otras causas comunes de alta prolactina (fisiológica, hipotiroidismo primario, inducida por fármacos). La RMN pituitaria (imágenes por resonancia magnética) mejorada con gadolinio es el enfoque estándar de oro. (Samperi, 2019, pág. 9)

Grado de Evidencia: IA
Tratamiento
Los principales objetivos de la terapia para la hiperprolactinemia son la restauración y el mantenimiento de la función gonadal normal/fertilidad, y la prevención de la osteoporosis, además el adecuado manejo de la patología de base lo que dependerá del correcto análisis de las diferentes etiologías de la hiperprolactinemia, anteriormente mencionadas.

Agonistas dopaminérgicos
El tratamiento primario de los prolactinomas es farmacológico, a base de agonistas dopaminérgicos que incluyen a la bromocritina, cabergolina y quinagolida; cabe recalcar que mencionaremos sola a la cabergolina ya que no disponemos de los otros fármacos mencionados según el cuadro nacional de medicamentos básicos del Ministerio de Salud Pública del Ecuador.

Cabergolina: Es una alcaloide sintético derivado de la ergotamina, de larga duración a nivel central, origina una supresión dosis dependiente de los niveles de prolactina gracias a una actividad agonista sobre los receptores de dopamina-2 en la pituitaria anterior.

La estimulación de los receptores de D-2 de esta región del cerebro inhibe la secreción de prolactina.

Su larga vida media permite que se administre una o 2 veces por semana, vía oral. La dosis de inicio es de 0,25 a 0,5mg/semana y se incrementa semanalmente hasta conseguir concentraciones normales de PRL. La dosis media es de 0,5 a 1mg/semana. (Samperi, 2019, pág. 10)

Las directrices actuales recomiendan cabergolina para ser utilizado como primera línea sobre bromocriptina debido a su eficacia superior (atribuido a una mayor afinidad y selectividad para D2R) y perfil de efecto secundario más óptimo. Mejora de la adherencia debido a menos efectos secundarios y horario de dosificación más conveniente. (Samperi, 2019, pág. 11)

Los efectos secundarios más frecuentemente observados con la cabergolina son: náusea, vómito, cefalea, mareos, constipación, astenia, fatiga, dolor abdominal y vértigo.

Los resultados de los estudios acumulados han demostrado que los agonistas dopaminérgicos dan lugar a una reducción del tamaño del tumor en un 20 a 100% (mediana del 62%), resolución de defectos en el campo visual en un 33 a 100% (mediana del 67%), resolución de amenorrea en 40 a 100% (mediana 78%), resolución de infertilidad en 10 a 100% (mediana 53%), mejora de la función sexual en 6 a 100% (mediana 57%), resolución de galactorrea en 33 a 100% (mediana 86%) , y la normalización de PRL en 40 a 100% (mediana 68%) de los pacientes. (Samperi, 2019, pág. 11)

Grado de Evidencia: IA
Prolactinomas
Las dianas terapéuticas en los prolactinomas son normalizar la prolactina, reducir el tamaño del tumor, resolver las manifestaciones clínicas de hiperprolactinemia y de efectos de masa (particularmente alteraciones visuales) y prevenir la progresión o recurrencia del tumor.

Según las directrices actuales, los pacientes con microprolactinoma asintomático o postmenopáusico no requieren tratamiento. Sin embargo, algunos autores abogan por el tratamiento en mujeres posmenopáusicas debido a los efectos negativos en la salud ósea, aumento de peso y resistencia a la insulina, las cuales requieren vigilancia continua para la progresión tumoral. (Samperi, 2019, pág. 10)

El riesgo de crecimiento del prolactinoma durante el embarazo es de <2% para los microprolactinomas y alrededor del 18% para los macroprolactinomas.

Cirugía

La cirugía transesfenoidal es la indicada en pacientes que no responden a ninguno de los tratamientos conservadores, podría considerarse para prolactinomas donde las dosis máximas de agonistas dopaminérgicos no son eficaces o toleradas, para aquellos que presentan apoplejía pituitaria con deterioro visual, cuando hay componentes tumorales quísticos que comprimen la vía visual, o si se desarrolla una fuga de líquido cefalorraquídeo.

Las tasas de remisión postoperatoria son ampliamente variables en toda la literatura, y se notifican entre el 38 y el 100 % para los microprolactinomas y del 7 al 80 % para los macroprolactinomas; las tasas más bajas de remisión se describen en tumores con invasión cavernosa de los senos paranasales. Además los prolactinomas resistentes al tratamiento médico, muestran una mejor capacidad de respuesta a estos agentes después de la cirugía. (Samperi, 2019, pág. 12)

Radioterapia

La radioterapia es una opción de tercera línea para los prolactinomas que han fracasado en el manejo médico y quirúrgico, o para los agresivos o malignos.

Grado de Evidencia: IA

Planificación Del Embarazo

Se recomienda que antes de la concepción se logre la normalización de las concentraciones de PRL y que el tamaño tumoral sea <10mm y suspender la carbegolina. (Halperin, 2013, pág 316)

Gestación

Durante el embarazo normal las concentraciones de PRL aumentan más de 10 veces y por eso las decisiones terapéuticas en mujeres con prolactinomas deben tomarse según los síntomas y signos que presenten y no por las concentraciones plasmáticas de PRL. El riesgo de crecimiento tumoral sintomático durante el embarazo es del 2,2-5% para mujeres con microprolactinomas, pero se puede elevar hasta el 31% en macroprolactinomas. Por eso, sería prudente mantener el tratamiento con agonistas dopaminérgicos en mujeres con macroprolactinomas que han conseguido gestación mientras seguían este tratamiento, sobre todo si los tumores son invasivos o están cerca del quiasma óptico. Si las pacientes con macroadenomas han sido tratadas previamente con cirugía o radioterapia, el riesgo de crecimiento sintomático es solo del 2,8-4,3%, similar al de los microadenomas. En mujeres con microprolactinomas sugerimos exclusivamente evaluación clínica en cada trimestre de gestación. En mujeres con macroprolactinomas se debe realizar además estudio trimestral de campimetría, o incluso con más frecuencia si antes del embarazo ya había evidencia de crecimiento supraselar. (Halperin, 2013, pág 316)

El tratamiento quirúrgico también puede considerarse en casos de crecimiento tumoral. Los beneficios y riesgos del mismo frente al tratamiento médico deben ser explicados a cada paciente.

Parto y Lactancia
Aunque no hay indicios de que la lactancia materna induzca aumento de tamaño tumoral, en general, se desaconseja la lactancia materna en macroadenomas; sin embargo, podría considerarse esta si existiese deseo de la madre y no se ha comprobado aumento de tamaño tumoral durante la gestación. Aproximadamente a las 6 semanas del parto se restablece la normoprolactinemia en las gestaciones normales y, a partir de ese momento, se pueden empezar a reevaluar los concentraciones de prolactina. (Halperin, 2013, pág 316)

BIBLIOGRAFÍA

1.Salazar, C., Hernández, J., González, D., López, M., Porias, H., Rembao, D., Sandoval, G., Tapia, R. y Gaspar, G. (2014). Guía de práctica clínica para el diagnóstico y tratamiento de la hiperprolactinemia, Ginecología Obstetricia México 82:123-142.

2.Melgar, V., Espinosa, E, Sosa, E., Rangel, M., Cuenca, D., Ramírez, C., y Mercado, M. (2016). Diagnóstico y tratamiento actual de la hiperprolactinemia, Revista Médica del Instituto Mexicano del Seguro Social, vol. 54, núm. 1, pp. 111- 121

3.Barrera, A., Jardines, y G., Mora, R. (2015). Diagnóstico de hiperprolactinemia, recomendaciones y evidencias, Catálogo maestro de guías de práctica clínica, Instituto Mexicano del Seguro Social, IMSS 644-13, pp. 5 – 47

4.Halperin, I., Cámara, R., García, M., y García, D. (2013) Guía clínica de diagnóstico y tratamiento del prolactinoma y la hiperprolactinemia Elsevier Revista de Endocrinología y Nutrición Vol. 60. Núm. 6, pp. 308 – 319 DOI: 10.1016/j.endonu.2012.11.005

5.Samperi, I., Lithgow, K., y Karavitaki, N. (2019). Hiperprolactinemia, Revista de medicina clínica, 8(12), 2203; doi/10.3390/jcm8122203

CAPÍTULO 5

Catherine Alexandra Andino Urquizo
Climaterio y menopausia

Introducción

La menopausia se define como el cese de la menstruación y se determina con certeza tras haber pasado un año después de la última menstruación, fenómeno que ocurre en promedio a los 50 años de edad, mientras que el climaterio es una etapa fisiológica en la mujer que se caracteriza por una serie de cambios morfológicos, funcionales y psicológicos causados por el cese de la función ovárica. Es el paso del periodo fértil al de reposo ovárico. Comprende lo que se denomina pre menopausia y menopausia, su duración puede ser de 5 a 15 años Con la menopausia sobrevienen muchos cambios endocrinos con los que se pueden evidenciar mayor riesgo de obesidad central, aumento de peso, hipertensión arterial, diabetes, dislipidemias, pérdida de masa ósea, sarcopenia, atrofia urogenital, entre otras. Por lo que la guía y manejo por el médico especialista permitirá a la mujer disminuir sus factores de riesgo y sobrellevar una transición adecuada.

Para comprender los efectos reproductivos de los cambios hormonales que reflejan el envejecimiento ovárico es necesario recordar algunos pasajes de la fisiología del ciclo menstrual normal.

"Un ciclo menstrual normal resulta de la coordinación de influencias estimuladoras e inhibidoras que determinarán la liberación de un ovocito maduro proveniente de una gran población de ovocitos primordiales. En el inicio de cada ciclo, cuando las concentraciones plasmáticas de estrógenos circulantes son muy bajas, la hormona folículo-estimulante (FSH) inicia el proceso de reclutamiento y maduración folicular, y éstos producen estrógenos que inducen la proliferación del endometrio. Al ocurrir la ovulación, el cuerpo lúteo produce progesterona e induce la maduración secretora del endometrio en preparación para la implantación embrionaria y el embarazo. Si no ocurre la fertilización, el cuerpo lúteo involuciona, los estrógenos y la progesterona circulantes caen y, en consecuencia, ocurre la descamación endometrial total que es la menstruación.

La FSH es regulada, entre otros, por el péptido inhibina-B que es secretado por las células de la granulosa, que conforma un sistema de retroalimentación negativa. En el ciclo menstrual la producción de inhibina-B por la cohorte de folículos en crecimiento alcanza su máximo nivel en la fase folicular; este mecanismo determina el inicio de la supresión de FSH en esta fase del ciclo, favoreciendo así la selección de un solo folículo dominante, mecanismo regulador que evita el fenómeno de super ovulación.

En otro aspecto, las concentraciones circulantes de inhibina-B también son reflejo de la masa folicular: hacia el final de la década de los 30 la mujer ya tiene folículos más pequeños y crecen menos folículos en cada ciclo. La pérdida de la masa folicular lleva a una disminución progresiva de inhibina-B, cuya medición es indicadora de la reserva folicular ovárica.

La hormona antimulleriana (AMH), responsable de suprimir el desarrollo de los conductos de Müller en la diferenciación sexual de un embrión masculino, también se produce en las células de la granulosa. En la etapa reproductiva de la mujer, la hormona antimulleriana desempeña una función en el reclutamiento y selección folicular: inhibe el crecimiento folicular dependiente de FSH. La expresión de la hormona antimülleriana refleja la transición de folículos primordiales en reposo a folículos en crecimiento, y su concentración plasmática es reflejo del número de folículos antrales y pre-antrales en el ovario; su medición permite, también, cuantificar la reserva folicular ovárica. La transición a la menopausia comprende un periodo de cambios endocrinos al aproximarse la mujer al final de la vida reproductiva. En este periodo se afecta la capacidad ovulatoria, ocurren trastornos menstruales, puede haber metrorragias disfuncionales, y empiezan a aparecer los síntomas relacionados con estos cambios." (Valenzuela M Pilar, 2016, p 2-4)

Diagnóstico
Diagnóstico Clínico
Dentro de los principales signos y síntomas que se manifiestan en el climaterio están:
Los signos clínicos que podemos encontrar durante el examen físico son:
En el aparato urogenital: se observa resorción de los labios menores, estrechamiento del introito, ausencia de carúnculas himeneales, eversión o prolapso uretral, elasticidad limitada de la vulva, entre otros. En la menopausia tardía es común que se presenten sangrados uterinos irregulares, asociados principalmente con la anovulación, por los niveles fluctuantes de

estrógenos y progesterona .

Cambios dermatológicos: la disminución de las hormonas en la mujer menopáusica provocan disminución de la cantidad de colágeno lo que provoca un adelgazamiento de la piel, se pierde además la elasticidad también por la propia senescencia de la mujer en esta etapa es posible ver manchas en la piel correspondiente a la hiperpigmentación causada por el daño de la luz solar a lo largo de la vida de la persona.

Cambios dentales: en la etapa tardía de la menopausia por la baja en los niveles de estrógeno se pueden observar cambios importantes en la cavidad oral de los que podemos destacar; el aumento en la incidencia de caries dentales, atrofia del epitelio oral lo que a su vez provoca una disminución en la salivación y diferentes grados de disgeusia, finalmente la complicación más grave es la pérdida de piezas dentales debido a la reabsorción del hueso alveolar oral, siendo este problema más prevalente en las mujeres con osteoporosis.

Cambios mamarios: debido a la falta de estrógenos y progesterona en la mujer menopáusica se reduce de manera relativa la proliferación mamaria, reduciéndose así el volumen y la turgencia de las glándulas mamarias.

En el sistema nervioso central: se evidencian trastornos del sueño ya que la calidad del mismo se ve disminuido por los despertares nocturnos que tienen las pacientes por los bochornos que en algunos casos se manifiestan incluso con diaforesis profusas, también algunas pacientes experimentan insomnio, ronquidos estridentes por obstrucción de la vía aérea superior y fatiga.

La disfunción cognitiva y pérdida de la memoria es un fenómeno que se observa en grados variables predominantemente en las mujeres en la etapa de menopausia tardía.

Cambios cardiovasculares: en las mujeres mayores de 50 años la enfermedad cardiovascular ateroesclerótica es la primera causa de muerte, esto debido a la disminución de la cantidad de HDL, siendo este un componente cardioprotector ligado a los niveles de estrógenos mismos que se reducen en la menopausia; otro cambio importante se da por el aumento de fibrinógeno, inhibidor del activador de plasminógeno I y factor VII, provocando un estado de hipercoagulabilidad relativa.

La ganancia de peso es otro problema común, ya que el metabolismo en las mujeres menopáusicas se lentifica, reduciéndose así sus requerimientos calóricos y si no se modifican los hábitos dietéticos sumado a la falta de ejercicio da como resultado el aumento de peso, que provoca una acumulación de grasa en el abdomen, una mayor cantidad de grasa visceral y mayor riesgo de desarrollar diabetes mellitus tipo II o resistencia a la insulina.

Cambios en el sistema óseo: los huesos normales son tejidos dinámicos y vivos que se encuentran en un proceso continuo de construcción y destrucción, el balance óseo positivo se logra cuando se consigue la madurez esquelética (entre los 25 y 35 años), después el hueso declina a una velocidad de 0,4% cada año, durante la menopausia se incrementa a 2-5% en los primeros 5 a 10 años luego se lentifica a 1% cada año, por lo que el riesgo de sufrir osteopenia, osteoporosis y fracturas se ve notablemente incrementado en la mujer menopáusica. Para determinar estos cambios es necesario la realización de una densitometría mineral ósea, que nos informará por variaciones estándar (Z), si ésta es -2 se requiere una valoración diagnóstica para descartar osteoporosis secundaria.

Síntomas vasomotores: diversos neurotransmisores y hormonas modulan la frecuencia de los síntomas vasomotores, se presume que los bochornos se deben al retiro o fluctuaciones rápidas en los niveles de estrógenos, un bochorno regular dura de 1-5 minutos, y la temperatura de la piel se eleva por vasodilatación periférica, fenómeno que las mujeres perciben más intensamente en el torso del cuerpo y la cara donde la temperatura cutánea llega a subir de 10 a 15°C y desciende a temperaturas normales en 30 minutos aproximadamente mediante el mecanismo de diaforesis; en algunas ocasiones los bochornos se ven acompañados de palpitaciones, ansiedad, pánico, e irritabilidad (Bradshaw Karen D , 2017, pg. 471-487)

Exámenes Complementarios

Dentro de los exámenes de laboratorio que podemos solicitar están la cuantificación de FSH para determinar la reserva ovárica, Niveles superiores a 25 UI/L de FSH se observan en transición a la menopausia y en la posmenopausia, se solicita la cuantificación de FSH sobretodo en pacientes con antecedente de histerectomía en las que se pueda tener duda diagnóstica, La evaluación integral de la mujer en etapa climatérica debe incluir además: perfil lipídico completo (Colesterol Total, LDL, HDL, Triglicéridos), Glucosa sérica en ayunas, TSH sérica, debido al aumento de riesgo cardiovascular que tiene la mujer en la menopausia así como también la disminución del metabolismo de las grasas que sufre su organismo. (Recomendación: D)

Se debe solicitar también un examen de orina (EMO) para descartar posibles bacteriurias asintomáticas, o infecciones de vías urinarias ya que la mujer presenta un riesgo incrementado de tener IVU por alteración de la flora debido a que el pH vaginal disminuye su acidez, se estima que durante la época fértil de la mujer sana el pH vaginal varía entre 4.5 a 5 mientras que en la mujer menopáusica el pH vaginal es cercano a 7 Aunque es menester resaltar que los datos de la historia clínica y la anamnesis nos dará información muy importante para el diagnóstico de la menopausia en la mujer, en el examen físico durante la exploración ginecológica es posible ver signos característicos como la atrofia urogenital, disminución de la lubricación genital así como también disminución de la cantidad y calidad del vello púbico. Se debe realizar un examen especular para tomar muestras de citología cervicovaginal

Mientras que en los exámenes de imagen se puede solicitar un eco pélvico para evaluar estructuras anatómicas como los ovarios para determinar el aplanamiento del epitelio folicular del ovario, que si se presenta en mujeres menores de 45 años podrían ser un indicativo de una posible menopausia precoz y causa de infertilidad en la mujer por agotamiento de su reserva folicular; se valorarán además estructuras como el útero para descartar la presencia de pólipos, masas, etc. y otras posibles causantes de sangrado uterino anormal. (Recomendación: D)

La Sociedad Americana Contra El Cáncer también recomienda realizar una mamografía bilateral a las mujeres con riesgo promedio para sufrir cáncer de seno, por lo menos una vez al año desde los 45 a 54 años de edad, para encontrar posibles áreas anómalas de radio-opacidad, masas, calcificaciones u otros signos sugestivos que puedan indicar la presencia de cáncer.

La densitometría ósea debe ser considerada en cada caso de manera individualizada para vigilancia y seguimiento sobre todo de mujeres que se encuentren recibiendo terapia de sustitución hormonal. (Recomendación: D)

Tratamiento Hormonal
La terapia de sustitución hormonal para el manejo de los síntomas del síndrome climatérico debe ser individualizada en cada paciente, ya que muchas mujeres por sus factores de riesgos (antecedentes de algún tipo de cáncer hormonodependiente, obesidad, patologías tromboembólicas, etc), no serían candidatas ideales para recibir este tipo de tratamientos.

"La terapia hormonal ha demostrado ser la más eficaz para el control de los síntomas vasomotores y la atrofia urogenital del climaterio. (Evidencia: IA)
Las principales indicaciones para el uso de TH para controlar las alteraciones del climaterio son las siguientes:
- Síntomas vasomotores (bochornos, sudoraciones o taquicardias).
- Atrofia vulvovaginal (dolor al coito o dispareunia, quemazón, sequedad).
- Prevención de osteoporosis en posmenopáusicas (en pacientes con factores de riesgo para osteoporosis) siempre y cuando no exista contraindicación. (Recomendación: A)

Esquemas hormonales
De acuerdo con la forma de administración del estrógeno, progesterona o progestinas, existen diferentes esquemas de TH combinada:
- Terapia cíclica.
- Cíclico-combinado.
- Continuo cíclico (secuencial).
- Continuo cíclico (secuencial) de ciclo largo.
- Continuo combinado.

• Intermitente combinado.

La TH combinada (estrógeno-progestágeno) está indicada en mujeres con útero íntegro para reducir el riesgo de hiperplasia o cáncer de endometrio. (Recomendación: A). El esquema de TH será seleccionado según la etapa del climaterio; en la etapa de transición y perimenopausia se recomiendan esquemas combinados secuenciales; en la posmenopausia, un esquema continuo combinado. (Recomendación: D).

La elección del esquema de administración de la TH combinada dependerá de la elección de la paciente en cuanto a si desea o no continuar con sangrados cíclicos. (Recomendación: D)

La TH cíclica está indicada en mujeres con útero en la perimenopausia que desean continuar con ciclos menstruales. En nuestro medio los esquemas más recomendados son la terapia cíclica continua (también denominada secuencial): el estrógeno se utiliza todos los días con el agregado de progestágeno 10 a 14 días por mes. (Recomendación: A)

Terapia continua combinada: emplea dosis fijas de estrógeno-progestágeno diariamente.

Para la selección de la progestina se deberá tomar en cuenta además de protección endometrial, su tolerancia y su impacto en el metabolismo y sus efectos mineralocorticoides, andrógenos y glucocorticoides. (Recomendación: D)

Está indicado el uso de terapia estrogénica local (vía vaginal) cuando la sintomatología está ubicada exclusivamente en el área urogenital. (Recomendación: A)

Se debe considerar la vía transdérmica en la paciente con síndrome climatérico que sea portadora de hipertensión arterial, hipertrigliceridemia o hepatopatía crónica. (Recomendación: D)

Contraindicaciones

No debe indicarse terapia hormonal en pacientes con:
- Cáncer de mama.
- Condiciones malignas dependientes de estrógenos.
- Sangrado uterino anormal de causa desconocida.
- Hiperplasia endometrial no tratada.
- Tromboembolismo venoso idiopático o previo.
- Enfermedad tromboembólica arterial.
- Cardiopatía isquémica.
- Enfermedad hepática aguda.
- Hipertensión arterial no controlada.
- Hipersensibilidad a los fármacos o a los excipientes.
- Porfiria cutánea (contraindicación absoluta). (Recomendación: A)"

(Alvarado García A, 2015, pg. 218-222.)

Tratamiento No Hormonal

Para una transición adecuada hacia la menopausia la mujer debe tener estilos de vida saludables que incluyan una rutina de ejercicios sobretodo el cardiovascular, y una alimentación balanceada, dentro de la cual se pueden incluir a los fitoestrógenos como los derivados de la soya que mejora la sintomatología vasomotora leve (Evidencia; IA)

Además para mantener una buena salud osteoarticular es necesario el consumo de calcio y vitamina D para la prevención de fracturas. Las principales fuentes de calcio son los productos lácteos (leche, queso y yogur), que proporcionan un promedio de 70% de la ingesta total de en pacientes de mediana edad, incluso en las adultas mayores. La dosis diaria recomendada es de 1,000 mg para las mujeres jóvenes y de 1,200 mg para los mayores de 50 años. La dosis de vitamina D es de 600 UI/día en mujeres jóvenes y de 800 UI/ día en mayores de 70 años de edad. Los ácidos grasos omega-3 (aproximadamente, 850 a 1000 mg de ácido eicosapentaenoico y ácido docosahexaenoico) pueden indicarse a mujeres con cardiopatía coronaria; las dosis de 2 a 4 g pueden prescribirse a mujeres con concentraciones altas de triglicéridos. (Recomendación: A) (Jan L. Shifren, 2014, pg. 19)

Finalmente para el tratamiento de los cuadros de trastornos del ánimo, las

las distimias y episodios depresivos,   muy comunes en esta etapa de transición en que la mujer podría tener sentimientos de minusvalía, futilidad, propiocepción con baja autoestima se debe manejar con psicoterapia y fármacos antidepresivos disponibles en el primer nivel de atención, pero si después de 6 a 8 semanas de iniciado el tratamiento farmacológico no se observa mejoría clínica en la paciente sería recomendable derivarla a una unidad de mayor nivel de complejidad para manejo por Psiquiatría. Aunque los pacientes con deterioro funcional muy grave (riesgo autolítico, síntomas psicóticos o catatonía), deben ser derivados directamente a psiquiatría para valoración y manejo por el médico especialista. (Recomendación: C)
(Zamorano Bayarri, R, 2007)

Sexualidad durante la Menopausia

La sexualidad humana es un comportamiento en el que intervienen diversos factores, especialmente en la mujer aspectos como la parte psicológica tienen un peso fundamental en el goce de la sexualidad, además la parte biológica puede verse modificada con la edad, es por eso que abordaremos la sexualidad en la menopausia.

La mujer entre la cuarta y quinta década de la vida experimenta cambios en los niveles de las hormonas sexuales dentro de los principales síntomas asociados con la transición a la menopausia   están: la sequedad vaginal, disminución de la libido, dispareunia, sangrado poscoital, cambios en el estado de ánimo, irritabilidad y depresión.

La disminución de estrógenos en mujeres menopáusicas provoca una disminución en la lubricación, la congestión vascular y el flujo sanguíneo vaginales que se presentan durante la actividad sexual, además se ha visto una disminución de las concentraciones circulantes de testosterona, aunque su papel en la disfunción sexual femenina aún no ha sido muy bien estudiada. Ciertas condiciones del aparato urogenital como la incontinencia urinaria y el prolapso de órganos pélvicos, están relacionados a una disminución del tono de los músculos del piso pélvico, mismos que tienen un rol importante durante la relación sexual.

Ahora bien dentro de los cambios psicológicos en la mujer menopáusica se se deben abordar como un evento sociocultural y hormonal complejo ya que la mujer puede experimentar estrés emocional porque se marca el fin de su vida reproductiva, algunas mujeres perciben pérdida de estatus, de belleza y juventud así como también coincide concomitantemente con una época en la que muchas mujeres se jubilan de sus trabajos y/o cambian su estado civil a divorciadas o viudas; por estas y muchas otras razones la menopausia puede apreciarse como un lapso de pérdida, lo que predispone a la mujer a desarrollar episodios de depresión y otros trastornos psicológicos que influyen negativamente en la esfera sexual de las pacientes.

Ahora bien, en cuanto al asesoramiento que debemos brindar a las pacientes en esta etapa de transición en sus vidas debe incluir información clara sobre métodos anticonceptivos principalmente de barrera (preservativos) ya sean femeninos o masculinos, para prevenir embarazos no deseados y sobretodo enfermedades de transmisión sexual, poner a disponibilidad de las pacientes el lubricante personal a base de agua para mejorar la lubricación genital al momento del coito así como también medidas para el correcto aseo del área urogenital. (Holly N. Thomas, 2016)

1.(Valenzuela M Pilar, Arteaga U Eugenio, Pou F Ricardo, Villaseca D Paulina, 2016, Etapas reproductivas en la mujer adulta: transición a la menopausia, p 2-4, http://www.flasog.org/pt/static/libros/Libro-Climaterio-y-Menopausia-FLASOG.pdf)
2.(Bradshaw Karen D, Transición a la Menopausia, Ginecología Williams, cap. 21 pg. 471-487, tercera edición, 2017)
3.(Alvarado García A, et al. Diagnóstico y tratamiento de la perimenopausia y la postmenopausia, Revista Médica Instituto Mexicano Seguro Social 2015; vol 53 num 2,   pg. 218-222.)
4.(Jan L. Shifren, Margery L.S. Gass, The North American Menopause Society Recommendations for Clinical Care of Midlife Women, 2014 ; vol 21, num 10, pg. 19)
5.(Zamorano Bayarri, R. Casquero Ruiz, Recomendaciones de manejo de la depresión en Atención Primaria, 2007, vol 33, num6. DOI: 10.1016/S1138-3593(07)73909-6)
6.(Holly N. Thomas, Rebecca C. Thurston, A biopsychosocial approach to women's sexual function and dysfunction at midlife: A narrative review, Maturitas. 2016 May ; 87: 49–60. doi:10.1016/j.maturitas.2016.02.009)

CAPÍTULO 6

Franklin Javier Vaca Yacelga

Infecciones Genitales

Introducción

Las infecciones genitales incluyen aquellas consideradas de transmisión sexual, así como otras cuyas vías no necesariamente son la vía sexual. La vulvovaginitis, la cervicitis y la enfermedad pélvica inflamatoria son las más frecuentes. (Sánchez Gaitán, 2018)

Las infecciones del tracto genital son causadas por micro-organismos que normalmente están presentes en él o que son introducidos desde el exterior durante el contacto sexual o durante procedimientos médicos. Estas categorías se denominan infecciones endógenas, infecciones de transmisión sexual e infecciones iatrogénicas, respectivamente, términos que reflejan la forma en que son adquiridas y se propagan.

Las infecciones genitales son el motivo más frecuente de consulta en la atención primaria, representando el 20% de las consultas ginecológicas. (López, 2020)

Aproximadamente el 75% de la mujeres presentan un episodio de infección genital sintomática a lo largo de su vida y entre el 40-50%, al menos, un segundo episodio. (Villarreal, 2018)

Microbiota vaginal:

La vagina es una estructura fibromuscular formada por tres capas: mucosa, muscular y adventicia. Es una zona donde se albergan microorganismos generando un equilibrio fisiológico, el cual es importante para el bienestar reproductivo del huésped. La composición de la microbiota vaginal depende de estados hormonales que la mujer atraviesa durante su vida reproductiva. La presencia de ácido láctico tiene un papel importante y su producción proviene de dos fuentes distintas, por parte del epitelio vaginal y de la microbiota. (Mora, 2019). Además esta producción de ácido láctico depende de los niveles de estrógenos. El principal mecanismo de producción de ácido láctico depende del glucógeno que se encuentra en el lumen vaginal, el cual es catabolizado por la alfa amilasa para producir maltosa, maltotriosa y alfa dextrinas que gracias a la acción de la deshidrogenasa láctica de los lactobacilos son transformadas en ácido láctico. (Amabebe, 2018)

Las infecciones genitales se pueden originar en el tracto reproductivo inferior o superior, y las más comunes incluyen las siguientes:
- En el tracto reproductivo inferior: vulvovaginitis.
- En el tracto reproductivo superior: cervicitis y enfermedad pélvica inflamatoria.

Vulvovaginitis

La vulvovaginitis es el proceso inflamatorio de la vagina y la vulva que se caracteriza por leucorrea, escozor, prurito y/o dispaurenia. Estos procesos representan 1/3 de las consultas ginecológicas. (Perea, 2010)

La vulvovaginitis se puede dividir en 2 grupos: vulvovaginitis infecciosas y vulvovaginitis no infecciosas.

Vilvovaginitis infecciosas:

Los principales agentes infecciosos responsables son: trichomona vaginalis, Candida albicans y Gardnerella vaginalis. (Fernández, 2002)

Trichomona vaginalis:

Representa entre el 15-20% de las vulvovaginitis; más del 30% de las pacientes afectadas pueden ser asintomáticas. Como factores que favorecen su desarrollo está la elevación fisiológica del pH vaginal, la menstruación, la ovulación o el período postcoital. (Santos, 2014)

Factores de riesgo:

Cuadro I: Factores de riesgo para desarrollar T. vaginalis.
-Abuso sexual en niñas premenarquicas.
-Múltiples parejas sexuales.
-Prostitución femenina.
-Pacientes con gonorrea confirmada.
-No uso de anticonceptivos de barrera.
-Mujeres con otros tipos de ETS.
-Pareja sexual con uretritis no gonorreica sin tratamiento.

Fuente: IATREIA, Tricomoniasis: una visión amplia, Ibón Santos, 2014.
Elaborado: Franklin Vaca, 2020.

El responsable es un protozoo, cuya vía principal de contagio es la sexual. Se caracteriza por producir leucorrea abundante, de mal olor y espumosa, amarillo-verdosa, además de escozor vaginal, prurito vulvovaginal, disuria y dispareunia. (Cadena V. D, 2006).

Al examen físico es característico el cérvix "en fresa". El diagnostico se realiza con el examen "en fresco" de secreción vaginal o con una mezcla de azul de cresol al 1% en suero fisiológico, de esta manera se pueden identificar las dos formas del parásito (flagelado: móvil; no flagelado: inmóvil). Se puede completar el diagnóstico con un cultivo en medio específico de Diamond. (Coleman JS, 2013)

La tricomoniasis está asociada a adenitis inguinal, piosalpingitis, endometritis, uretritis, vaginitis, cervicitis, enfermedad pélvica inflamatoria (EPI) e infertilidad tubárica. En embarazadas predispone a la ruptura prematura de membranas, lo que lleva a trabajo de parto pre término y a bajo peso al nacer. (Santos, 2014)

El tratamiento específico de las vaginitis por T. vaginalis es a base de fármacos de la familia de los nitroimidazoles (misonidazol, benznidazol, metronidazol, tinidazol, ornidazol, secnidazol, carnidazol, nimorazol y satranidazol) (R-A). (Calle, 2014)

Metronidazol: 2 g por vía oral en dosis única, o 500 mg/ vía oral cada 8 horas durante 7 días.
Tinidazol: 2 g por vía oral en dosis única.

Ante un primer episodio de tricomoniasis es suficiente una toma única de 2 g por vía oral de metronidazol o tinidazol. En caso de infecciones recidivantes habrá que verificar la presencia de infección en la pareja, la misma que deberá recibir tratamiento con uno de los tricomonicidas, y en la mujer, añadir un tratamiento local (óvulo de metronidazol diario por 10 a 15 días) (SEGO, 2016).

En todas las pacientes es fundamental tratar también a sus parejas sexuales, evitar relaciones sexuales sin protección durante la terapia. El lavado local con soluciones alcalinas (bicarbonato de sodio) resulta una terapia complementaria de utilidad (R-A). (Fernández, 2002)

Candidiasis Vaginal

La candidiasis vulvovaginal (CVV) es una enfermedad inflamatoria aguda y una razón frecuente de consulta ginecológica. Afecta al 75% de las mujeres en edad reproductiva al menos una vez en su vida. Es la segunda causa más común de infecciones vaginales, precedida por las vaginosis bacterianas (María Soledad Miróa, 2017). Los síntomas clínicos no son específicos y pueden ser asociados a una gran variedad de infecciones vaginales. Los más frecuentes son prurito y quemazón vulvar, acompañados de enrojecimiento, irritación y secreción vaginal similar al queso cottage.

Agente etiológico

Esta patología es causada por una sola especie de Candida, de la cual la más frecuente es la Candida albicans que representa entre el 85-95% de las infecciones vaginales por hongos, el resto de aislamientos pertenecen a otras especies del género, dentro de las cuales la más común es Candida glabrata. Las mujeres con diabetes mellitus de tipo II son más propensas a estar colonizadas por esta última especie. Pese a ser poco frecuentes, Candida parapsilosis, Candida tropicalis y Candida krusei también han sido identificadas como agentes etiológicos de esta infección. (Pineda, 2017)

Factores de riesgo:

Cuadro II: Factores de riesgo para desarrollar candidiasis vaginal.
-Embarazo.
-Obesidad.
-Diabetes descompensada.
-Uso de anticonceptivos orales y locales como el DIU, diafragmas y condones.
-Uso de antibióticos de amplio espectro (tetraciclinas, cefalosporinas)

Fuente: Fundamentos de Ginecología y Obstetricia, Dr. Andrés Calle, 2014.
Elaborado: Franklin Vaca, 2020.

Diagnóstico

pH Vaginal: Medir el pH vaginal es un recurso importante en diagnóstico y siempre debe ser determinado. El pH de las secreciones vaginales normales en mujeres pre menopáusicas es de 4.0 a 4.5. Un pH elevado en una mujer pre menopáusica puede sugerir una vaginosis bacteriana (pH > 4.5) o tricomoniasis (pH 5 a 6) y ayuda a descartar dichas entidades con respecto a la vulvovaginitis por Candida (pH de 4.0 a 4.5). (Monserrat Gararach Tur, 2013)

Examen directo en fresco: Con la observación microscópica de las secreciones vaginales con KOH al 10% (Test de Whiff), podrán apreciarse las estructuras fúngicas (hifas).

Cultivo: El crecimiento de la levadura en agar dextrosa Sabouraud (SDA), sigue siendo el estándar de oro para el diagnóstico, se reserva para aquellas pacientes en la que se reporta falla en los tratamientos o recurrencia de los síntomas.

Serología: Debido a la localización de las lesiones, no se efectúan pruebas serológicas en busca de anticuerpos. (Pineda, 2017)

Tratamiento

Para iniciar el tratamiento se debe considerar si se trata de una infección no complicada o complicada.

Tabla III: clasificación de la vulvovaginitis candidiásica:

No complicada:	Complicada:
-Infección esporádica o infrecuente. -Infección leve o moderada. -Causa probable: cándida albicans. -Mujer sin inmunosupresión.	-Infección recurrente (4 o más episodios en 1 año). -Infección severa. -Infección con otras especies de cándida. -Mujer con diabetes no compensada, inmunosupresión, embarazo.

Fuente: Revista Médica Sinergia, Manejo de la Vulvovaginitis en la Atención Primaria, Dr. Esteban Sánchez, 2018.
Elaborado: Franklin Vaca, 2020.

Los derivados azólicos son los medicamentos de elección para la vulvovaginitis candidiásica. Se debe considerar si se trata de una no complicada o complicada y según ello iniciar el tratamiento (E-2a) (R-B). (Calle, 2014)

- Fluconazol: 150 mg vía oral dosis única.
- Clorimazol 1% crema vaginal: aplicar vía vaginal diaria por 7 días, de preferencia en la noche (R-A).
- Clotrimazol   100 mg óvulos: aplicar 1 ovulo vía vaginal por 6 días, de preferencia en la noche (R-A).
- Clotrimazol   200 mg óvulos: aplicar 1 ovulo vía vaginal por 3 días, de preferencia en la noche (R-A).
- Clotrimazol   500 mg óvulos: aplicar 1 ovulo vía vaginal dosis única, de preferencia en la noche (R-A).
- Isoconazol 1% crema vaginal: aplicar 1 vez al día por 7 días de preferencia en la noche (R-A).
- Isoconazol 600 mg ovulo vaginal: aplicar un ovulo vía vaginal, dosis única (R-A).
- Miconazol 400 mg ovulo vaginal: aplicar 1 ovulo diario por 3 días, de preferencia en la noche (R-A).

En la vulvovaginitis candidiasica complicada recurrente, el tratamiento debe prolongarse de 10 a 14 días, con dosis inicial y dosis de mantenimiento, según el siguiente esquema: (E-2a) (R-B)

- Clotrimazol: (inicial) aplicar por vía vaginal 1 ovulo vaginal de 100 mg por 7 días, (mantenimiento) seguido por 1 ovulo de 500 mg diario por 7 días mas, de preferencia en la noche (E-2a) (R-B). (Calle, 2014)

- Fluconazol: (inicial) 150 mg vía oral una vez al día, luego repetir nueva dosis a los 3 días, para continuar con (dosis de mantenimiento) 150 mg semanal por 3 a 6 meses. Se debe considerar realizar cultivo de secreción vaginal (E-2a) (R-B). (Monserrat Gararach Tur, 2013)

Vaginosis Bacteriana
Introducción
La vaginosis bacteriana es un síndrome clínico polimicrobiano, resultado de la colonización del ambiente vaginal por bacterias anaeróbicas (Prevotella sp., Mobiluncus sp. y Atopobium vaginae), Gardnerella vaginalis, Mycoplasma hominis, Ureaplasma urealyticum entre otras. (Romero & Andreu, 2016)

Epidemiología
La vaginosis bacteriana es la causa más común de flujo vaginal y mal olor en las mujeres, afectando al 29% de las mujeres en general, principalmente en las que se encuentran en edad reproductiva (15 a 44 años). (Calle, 2014)

Factores de riesgo:

Tabla IV: Factores de riesgo para desarrollar VVB:
-Múltiples parejas sexuales.
-Población con alta prevalencia de ETS.
-No uso de preservativo durante el acto sexual.
-Diferentes prácticas sexuales.
-Etnia negra o hispana.
-Nivel económico bajo.

Fuente: JAAPA, Journal of the American Academy of Physician Assistanst, Bacterial vaginosis: A Practical revew, Bagnall Paulette, 2017.
Elaborado: Franklin Vaca, 2020.

Manifestaciones clínicas
El síntoma principal es el aumento importante de la secreción vaginal, la cual es de consistencia homogénea, blanco grisáceo que se adhiere a la pared vaginal, aunque también puede estar presente en el introito vaginal y los labios menores (Paulette, 2017). Otro síntoma característico es el olor de la secreción, definido como 'olor a pescado'. La disuria y la dispaurenia, así como el prurito y la irritación peri uretral son menores debido a que la inflamación es menor. (Martínez, 2013)

Diagnóstico

El diagnóstico se basa en un cuadro clínico compatible y en el estudio de las condiciones del flujo vaginal. Característicamente, presenta un pH elevado, característico olor a aminas (pescado) que puede ponerse de manifiesto añadiendo KOH al 10% (criterios de Hamsel). En el examen "fresco" existe desaparición de la flora láctea normal, la ausencia de leucocitos y la presencia de las llamadas células clave o células rebozadas. (Sánchez Gaitán, 2018)

Complicaciones

En mujeres embarazadas está asociado a amenaza de parto pre término, rotura prematura de membranas, infección intraamniotica (corioamnionitis) y endometritis en el puerperio. (Calle, 2014)

Tratamiento

El metronidazol es el fármaco de elección con tasas de curación del 80-90% (E-1a). Su inactividad frente a los lactobacilos facultativos contribuye a recolonizar la vagina por estos microorganismos. (Sánchez Gaitán, 2018). El esquema de tratamiento más utilizado es:

- Metronidazol 500 mg vía oral cada 12 horas por 7 días, o
- Metronidazol óvulos vaginales 500 mg una vez al día por 7 días.

Otras opciones:
- Ampicilina 500 mg vía oral cada 6 horas por 5-7 días, también es eficaz, pero tiene tasas de curación inferiores al metronidazol.
- Clindamicina 300 mg vía oral cada 12 horas por 7 días, tiene tasas de curación muy elevadas, pero hay que tomar en cuenta la posibilidad de aparición de colitis seudomembranosa (E-1a).

Tabla V: Características, diagnóstico y tratamiento de las infecciones vaginales.

Diagnóstico:	Vagina normal	Vulvovaginitis por cándida	Tricomoniasis	Vaginosis
Flora microbiana	Lactobacillus spp.	c. albicans y otras levaduras	T. vaginalis	Gardnerella vaginalis, micoplasma y anaerobios
Síntomas	Ninguno	Irritación y prurito vulvar, leucorrea	Leucorrea profusa y maloliente	Leucorrea maloliente y abundante
Exudado vaginal	Claro o blanco flocular no homogéneo	Blanco. En agregados adherentes	Amarillenta, homogéneo, poco viscoso, a menudo espumoso	Blanco grisáceo, homogéneo
Inflamación del introito vulvar o vaginal	No	Eritema del epitelio vaginal, frecuente dermatitis	Eritema del epitelio vaginal, petequias en cérvix	No
PH de exudado	<4.5	<4.5	>4.5	>4.5
Olor a aminas (pescado) cuando se añade KOH al 10% al exudado vaginal	No	No	Con frecuencia	Siempre
Examen microscópico	Células epiteliales. Predominio de lactobacillus	Leucocitos, células epiteliales: levaduras, pseudomicelios en el 80%	Leucocitos, trichomonas en el 80-90% de las sintomáticas	Células clave. Escasos PMNs, lactobacillus, flora mixta
Tratamiento	No	Clotrimazol o miconazol intravaginal por 1 semana	Metronidazol 2 gr vía oral dosis única	Metronidazol 500 mg VO cada 12 horas x 5-7 días
Actitud con pareja sexual	Ninguna	Ninguna: si hay dermatitis del pene, tto tópico	Búsqueda de otras ETS, metronidazol	Búsqueda de otras ETS

Fuente: Medicine, Infecciones del Aparato genital femenino: vaginitis, vaginosis y cervicitis, E.J. Perea, 2010.
Elaborado: Franklin Vaca, 2020.

1.Amabebe, E. (2018). The Vaginal Microenvironment: The Physiologic Role of Lactobacilli. Frontiers in Medicine, 1-11.

2.Cadena V. D, M. N. (2006). Tricomoniasis urogenital. Rev Paseña Med Fam, 84-90.

3.Calle, A. (2014). Enfermedades Genitourinarias y de transmisión sexual. En A. Calle, Fundamentos de Ginecología y Obstetricia (págs. 211-215). Quito: PROPUMED.

4.Coleman JS, G. C. (2013). Trichomonas vaginalis - vaginitis in obstetrics and gynecology practice: new concepts and controversies. Obstet Gynecol Surv, 43-50.

5.Fernández, M. (2002). Vulvovaginitis y cervicitis en la práctica clínica. SEMERGEN, 15-20.

6.López, M. (2020). Infecciones Cervicovaginales en pacientes sintomáticas atendidas en la Consulta Externa de Ginecología. Acta Médica del Centro, 53-59.

7.María Soledad Miróa, E. R. (2017). Candidiasis vulvovaginal: una antigua enfermedad con nuevos desafíos. Revista Iberoamericana de Micología, 65-71.

8.Martínez, W. (2013). Actualizacion sobre vaginosis bacteriana. Revista Cubana de Obstetricia y Ginecología, 427-441.

9.Monserrat Gararach Tur, R. C. (2013). La vulvovaginitis candidiásica recurrente. Progresos de Ginecología y Obstetricia, 108-116.

10.Mora, S. (2019). Microbiota y disbiosis vaginal. Revista Médica Sinergia, 3-13.

11.Paulette, B. (2017). Bacterial vaginosis: A Practical revew. JAAPA, Journal of the American Academy of Physician Assistanst, 15-21.

12.Perea, E. (2010). Infecciones del aparato genital femenino: vaginitis, vaginosis y cervicitis. Medicine, 3910-3914.

13.Pineda, J. (2017). Candidosis vaginal. Revisión de la literatura y situación de México y otros países latinoamericanos. Revista Médica Risaralda, 38-44.

14.Romero , D., & Andreu, A. (2016). Vaginosis Bacteriana. Elsevier España, 14-18.

15.Sánchez Gaitán, E. (2018). Manejo de la Vulvovaginitis en Atención Primaria. Revista Médica Sinergia, 13-20.

16.Santos, I. (2014). Tricomoniasis: una visión amplia. IATREIA, 198-205.

17.SEGO. (2016). Diagnóstico y tratamiento de las infecciones vulvovaginales. Revista Oficial de la Sociedad Española de Ginecología y Obstetricia, 350-362.

18.Villarreal, E. (2018). Incidencia de infecciones cervicovaginales diagnosticadas por citología y no tratadas médicamente. Ginecol Obstet Mex, 186-192.

CAPÍTULO 7

María Gabriela Ordóñez Ureta
Endometritis

Introducción

La endometritis es una infección de la capa mucosa del útero (endometrio o decidua), la cual puede extenderse al miometrio (endomiometritis) llegando incluso a comprometer los parametrios (parametritis); por general está asociada a parto vaginal y cesárea (Kitaya et al., 2018).

Es la infección más común en el posparto, la mayoría de los casos son polimicrobianos, con presencia de bacterias aerobias y anaerobias. El útero es típicamente aséptico, sin embargo; cuando los microbios se desplazan desde el cuello uterino y vagina, puede causarse una inflamación e infección. Esto ocurre generalmente como consecuencia de la ruptura de membranas durante el parto (Taylor & Pillarisetty, 2020).

Historia

Entre los síntomas que se evidencian en un paciente con endometritis, la fiebre aparece generalmente como primer signo de infección, se suma a ello dolor abdominal (comúnmente en ubicación suprapúbica), loquios de mal olor.

La endometritis causada por estreptococos del grupo A, a menudo es particularmente grave, lo que resulta en un cuadro clínico caracterizado por sepsis, diarrea, dolor desproporcionado. Esta afección puede convertirse de forma precipitada en un shock tóxico y fascitis necrotizante, siendo necesaria especial atención al cuidar a dichos pacientes (Puente et al., 2020).

Etiología

La endometritis es el resultado del desplazamiento de la flora bacteriana normal desde el cuello uterino y la vagina hacia el endometrio. El útero es estéril hasta que el saco amniótico se rompe durante el parto, es ahí cuando aumenta la probabilidad de colonización de las bacterias, al tejido uterino desvitalizado, sangrado o dañado (Morgan J, 2013).

Entre el 60% y el 70% de las infecciones se deben a aerobios y anaerobios. Ejemplos de especies anaeróbicas son Peptostreptococcus, Peptococcus, Bacteroides, Prevotella y Clostridium. Ejemplos de especies aeróbicas son principalmente los estreptococos de los grupos A y B, Enterococcus,

Staphylococcus, Klebsiella pneumoniae, especies de Proteus y Escherichia coli. El tejido uterino dañado por cesárea es particularmente susceptible a Streptococcus pyogenes y Staphylococcus aureus. La endometritis por clamidia a menudo se presenta en una fecha posterior, siete o más días después del parto (Cicinelli et al., 2018).

Patogénesis

Durante el trabajo de parto, la flora endógena cervicovaginal entra a la cavidad uterina, el desarrollo de infección versus colonización será el resultado de la interacción entre los mecanismos de defensa, el tamaño del inóculo y la virulencia del germen envuelto.

Dentro de la histología el endometrio se aprecia edematoso e hiperémico, con marcado infiltrado inflamatorio de las glándulas endometriales, primariamente por neutrófilos (Wu et al., 2017).

Epidemiología

La endometritis puerperal es la infección posparto más común. En pacientes sin factores de riesgo, después del parto vaginal espontáneo normal, hay una incidencia de 1% a 2%. Sin embargo, después de parto vaginal, los factores de riesgo pueden aumentar esta tasa a un riesgo de infección del 5% al 6%.

La ruta de parto es el factor de riesgo más significativo para la endometritis, ya que los partos por cesárea (especialmente para la gestación multifetal) tienen una probabilidad mucho mayor de provocarla, además, hay un aumento de 25 veces en la mortalidad relacionada con la infección (Kitaya et al., 2018).

Factores de Riesgo específicos

Durante el embarazo	Durante el parto	Durante la cesárea
Control prenatal deficiente	Trabajo de parto prolongado	Técnica quirúrgica inadecuada
Aborto inducido en condiciones de riesgo a la salud	Exploraciones vaginales múltiples (más de 5 exploraciones)	Tiempo quirúrgico prolongado
Infecciones de vías urinarias	Corioamnionitis	Cesárea de urgencia
Infecciones cervicovaginales	Parto instrumentado (utilización de fórceps)	Pérdida hemática mayor de 1000 mL
Procedimientos invasivos de la cavidad uterina con fines diagnósticos y terapéutico	Desgarros cervicales y vaginoperineales mal reparados	RPM de más de 6 horas
Rotura prematura de membranas (RPM) de más de 6 horas	Revisión manual de la cavidad uterina	
Óbito fetal.	Pérdida hemática mayor de 500 mL.	

Fuente: realizado por el autor, tomado de (Pacheco Romero et al., 1998)

Cuadro clínico

La Endometritis tiene varias maneras de manifestarse, tanto como una forma localizada, una forma propagada e inclusive como un shock séptico.

La presentación clínica suele manifestarse durante la primera semana del posparto, sin embargo una considerable cantidad va a presentarse hasta 6 semanas posteriores a este, entre los síntomas más comunes están el dolor a la movilización del cérvix, sangrado y la sensación febril; siendo esta última la más prevalente hasta en un 76% además de ser la primera en manifestarse (Huang et al., 2020).

Entre los signos más frecuentes las presencias de loquios fétidos estaban presentes en un 50% de las pacientes, así también presentaron sensibilidad uterina, sangrado, secreción purulenta y subinvolución uterina. En casos con estafilococos, pueden presentarse el síndrome de choque toxico debido a la presencia de toxinas, sin haber presentado uno solo de los anteriores signos o síntomas (Fetal, 2016; Huang et al., 2020).

El diagnóstico diferencial se realiza con aquellas mujeres que provoquen fiebre en el posparto: mastitis, congestión mamaria, atelectasias por falta de una adecuada ventilación, infección de vías urinarias siendo la pielonefritis la más importante, trombosis venosa profunda, tromboflebitis pélvicas (Fetal, 2016).

Criterios De Diagnóstico

En general, el diagnóstico es clínico, pero debido a que 15 a 20% de las veces se acompaña de bacteriemia, es imprescindible establecer un diagnóstico y método de estudio específico. Toda paciente con fiebre en sus primeras 24 horas posparto y sin factores de riesgo como infección intraamniótica, por lo general sólo suele vigilarse, ya que la fiebre puede deberse a la liberación de interleucinas y otros agentes pirógenos durante el parto o cesárea (Angélica et al., 2014; Navarro Santana et al., 2016; Zargar et al., 2020).

El estudio se debe complementar con los siguientes exámenes de laboratorio y gabinete: Cultivo de secreciones, hay quienes recomiendan realizar cultivos para descartar Chlamydia o gonorrea, aunque no se realizan de forma rutinaria y/o cultivo de endometrio. También se debe realizar hemoleucograma, hemocultivo, urocultivo y examen general de orina, radiografía de tórax. Ultrasonografía pélvica, para descartar una retención de restos placentarios. Tomografía axial computarizada, o angiografía, en casos específicos, para descartar tromboflebitis pélvica o abscesos pélvicos (Angélica et al., 2014; Navarro Santana et al., 2016; Zargar et al., 2020).

Fundamentos Clínicos de Sospecha Según norma nacional existen tres criterios para diagnosticar endometritis (Ibaceta, 2012) :
- Criterio I (cada uno por sí solo) Fiebre > 38.5 grados en las primeras 24 horas postparto o > 38 grados del segundo día en adelante sin otro foco aparente . Dolor uterino o subinvolución uterina Secreción uterina

purulenta o mal olor
- Criterio II Cultivos positivos intraoperatorios, por punción o transvaginales obtenidos con técnica aséptica.
- Criterio III Diagnóstico médico de endometritis sin evidencia que se adquiera en la comunidad.

Pruebas Diagnósticas

Analítica general	• Hemograma, bioquímica, PCR, estudio de coagulación.
Imagen	• Ecografía ginecológica. • TAC/RMN: en casos refractarios a tratamiento antibiótico para descartar abscesos pélvicos, tromboflebitis séptica o trombosis de la vena ovárica.
Microbiología	• Urocultivo. • Cultivos endometriales. • Enviar muestra de material obtenido mediante aspiración a través del cérvix inoculado en medio "portagerm", con petición de gram y cultivo aerobio/anaerobio. • Enviar muestra cervical para PCR de C. tracomatis, N gonorreae y Mycoplasma (en medio líquido). • Si se sospecha ETS ver apartado "microbiología" en Enfermedad Pélvica Inflamatoria.

Tomado de (Huang et al., 2020; Kitaya et al., 2018).

Cultivos: Los cultivos endometriales no se efectúan rutinariamente debido a la dificultad en su obtención no contaminada, además del tardío informe y las raras veces en que debe cambiarse el tratamiento (Ibaceta, 2012).

Sangre: El cambio de cuenta leucocitaria en el intraparto (llegando a 29.000) y la lenta recuperación en postparto (hasta 6 días) hacen que sea útil la evaluación de la tendencia más que los valores absolutos . Desviación izquierda en hemograma es sugerente (Ibaceta, 2012).

Ecografía: No hay evidencia que la ecografía sirva para diagnosticar endometritis ni tampoco para diferenciar restos placentarios de coágulos (Ibaceta, 2012).

Tratamiento

Manejo en Atención Primaria de Salud (APS)

El tratamiento busca eliminar los síntomas y prevenir secuelas como la peritonitis , salpingitis , ooforitis , flegmones o abscesos y tromboflebitis séptica (Lin et al., 2020).

Endometritis simple: Solo flujo vaginal (loquios) de mal olor (Ad et al., 2015; Ibaceta, 2012).

- Manejo de preferencia en atención primaria sin necesidad de exámenes de laboratorio: Idealmente amoxicilina - ácido clavulanico 875 mg cada 12 horas por 7 días.

- Si aparece fiebre, dolor uterino, dolor abdominal, compromiso del estado general o persiste el flujo purulento se debe derivar a Urgencia.

Manejo en Nivel Secundario

Endometritis complicada: Fiebre, dolor uterino, dolor abdominal, compromiso del estado general y flujo purulento se debe realizar manejo intrahospitalario (Ad et al., 2015; Ibaceta, 2012).

- **Exámenes de ingreso:** Perfil hematológico o hemograma, PCR, sedimento urinario y urocultivo (dg diferencial con ITU), función renal, función hepática
- Indicar vía venosa permeable con 2000 cc de fisiológico o ringer en 24 horas (salvo shock séptico que tiene recomendación de manejo diferente), mantener hidratación diaria adecuada.
- **Antibióticos:** Clindamicina 600-900mg cada 6 horas vía ev, Gentamicina 80 mg (idealmente dosis única 5 mg / kg peso, máximo 240mg) de lo contrario calcular 5 mg / kg distribuyendo cada 8 horas o según función renal.
- Si la paciente está afebril después de 3 días de antibióticos, se da alta sin antibióticos orales salvo que la paciente tenga hemocultivos positivos, en cuyo caso se sugiere completar hasta 7 días con tratamiento oral (ambulatorio), no usar antipiréticos (salvo fiebre > 39) o aines ya que la fiebre es parámetro de éxito de manejo, control de signos vitales cada 6 horas (Ad et al., 2015; Ibaceta, 2012).

• Manejo de la paciente que evoluciona febril exámen clínico para búsqueda de otros focos Hemocultivos, cambio de antibiótico a ceftriaxona 1 gr ev y metronidazol 250 mg cada 8 horas, además de estudio de imágenes tales como ecografía (para abscesos u otras colecciones), TAC o RNM abdominopelvica (especialmente eficaz para tromboflebitis pélvica o trombosis de vena ovárica). De persistir compromiso del estado general, colecciones o signos de irritación peritoneal se debe indicar laparotomía resolviendo caso según hallazgo incluyendo la histerectomía (Ad et al., 2015; Ibaceta, 2012).

La paciente se da de alta una vez remitan sus síntomas y se mantenga afebril al menos 48 horas completando 7 días de tratamiento oral de ser este posible o después de completar 7 días de tratamiento ev (Ad et al., 2015; Ibaceta, 2012).

Elección	-Ceftriaxona 2 g/24 IV + metronidazol 500 mg/8 h IV +/- doxiciclina 100 mg/12 h VO (si aparición de la fiebre>48 hpostparto) de 10-14 días. Considerar paso a vía oral tras 24 h afebril y evolución clínico-analítica favorable, en función de aislamientos microbiológicos.
-Alternativa	-Piperacilina-tazobactam 4/0,5 g/8 h IV +/- doxiciclina 100 mg/12 h IV o VO si tolera, 14 días (si endometritis > 48 h postparto). Considerar paso a vía oral tras las primeras 72-96 H si evoluciona favorable. *** ¿Cuándo la alternativa?
-Alergia a beta-lactámicos:	-Aztreonam 1 gr/8 h i.v. +clindamicina 900 mg/8 h i.v.+ metronidazol 500 mg/8 h y si aparición de la fiebre >48 h postparto añadir doxiciclina 100mg/12 h
Shock séptico Alergia a beta-lactámicos	-Meropenem 1g/8 h IV+/- doxiciclina 100 mg/iv/12 h. -Tigeciclina 100 mg de inicio y 50 mg /12 h de mantenimiento + doxiciclina 100 mg cada 12h

(Angélica et al., 2014)

Valorar otras causas de fiebre postparto

Tromboflebitis séptica, trombosis de la vena ovárica o abscesos pélvicos.

Legrado (preferiblemente por aspiración)

Si se observa retención endometrial de restos coriales tras el comienzo de la antibioterapia

Recomendaciones

Guiado por los aislamientos microbiológicos obtenidos realizando la elección del antibiótico más eficaz, más seguro y de menor espectro de acción (OMS, 2015)

Paso a vía oral: Una vez estabilizada la paciente, 48-72 h. afebril y sin síntomas, y siempre que sea posible en función de la sensibilidad de los aislamientos, continuar el tratamiento ambulatorio y por vía oral (Kitaya et al., 2018).

Duración del tratamiento: se recomienda un mínimo de 10-14 días.

Dependerá en cada caso concreto de la evolución clínica, de la presencia de abscesos y del drenaje quirúrgico de los mismos.

En los casos con cultivos negativos continuar tratamiento con (Ad et al., 2015):

- amoxicilina-clavulánico 875/125 mg/vo/8 h ó
- ciprofloxacino 500 mg/vo/12 h + metronidazol 500 mg/vo/8 h ó
- cefixima 400 mg/24 h + metronidazol 500 mg/8 h
- En ambos casos considerar ± doxiciclina 100 mg/vo/12h.

Criterios de Referencia

Fiebre, dolor uterino, dolor abdominal compromiso del estado general, flujo vaginal purulento. Si persiste flujo vaginal purulento y de mal olor a pesar del tratamiento antibiótico en atención primaria de salud (Ibaceta, 2012).

Prevención

Prevenir o minimizar los factores predisponentes es esencial. Debe alentarse el lavado de manos apropiado. El parto por vía vaginal no puede ser estéril, pero deben usarse las técnicas asépticas (Mackeen, 2015).

Cuando el parto es por cesárea, la antibioticoterapia profiláctica administrada dentro de los 60 min previos a la cirugía puede reducir la endometritis en hasta un 75%.

1. Ad, M., Re, P., Ota, E., & Speer, L. (2015). Antibiotic regimens for postpartum endometritis (Review) SUMMARY OF FINDINGS FOR THE MAIN COMPARISON. Summary of Findings for the Main Comparison, 3(2), 2–5. https://doi.org/10.1002/14651858.CD001067.pub3.www.cochranelibrary.com

2. Angélica, V., Teevin, V., Lourdes, M., & Noriega, F. (2014). Endometritis posparto: experiencia en un hospital general. Revista Peruana de Ginecología y Obstetricia, 60(1), 59–64. https://doi.org/10.31403/rpgo.v60i111

3. Cicinelli, E., Matteo, M., Trojano, G., Mitola, P. C., Tinelli, R., Vitagliano, A., Crupano, F. M., Lepera, A., Miragliotta, G., & Resta, L. (2018). Chronic endometritis in patients with unexplained infertility: Prevalence and effects of antibiotic treatment on spontaneous conception. American Journal of Reproductive Immunology, 79(1), 1–6. https://doi.org/10.1111/aji.12782

4. Fetal, M. (2016). Centre de Medicina Fetal i Neonatal de Barcelona. 1/14. Fiebre Intraparto, Fiebre Puerperal, 1–14.

5. Huang, W., Liu, B., He, Y., Xie, Y., Liang, T., Bi, Y., Yuan, L., Qin, A., Wang, Y., & Yang, Y. (2020). Variation of diagnostic criteria in women with chronic endometritis and its effect on reproductive outcomes: A systematic review and meta-analysis. Journal of Reproductive Immunology, 140(May), 103146. https://doi.org/10.1016/j.jri.2020.103146

6. Ibaceta, R. (2012). Protocolo de Referencia y Contrarreferencia en Endometritis. In Ministerio de Salud (pp. 2–11). http://www.ssmn.cl/descargas/protocolos_referencia_contrareferencia/hospital_clinico_san_jose/ginecologia/endometritis.pdf

7. Kitaya, K., Takeuchi, T., Mizuta, S., Matsubayashi, H., & Ishikawa, T. (2018). Endometritis: new time, new concepts. Fertility and Sterility, 110(3), 344–350. https://doi.org/10.1016/j.fertnstert.2018.04.012

8. Lin, K. Y. H., Chang, C. Y. Y., Lin, W. C., & Wan, L. (2020). Increased risk of endometriosis in patients with endometritis - A nationwide cohort study involving 84,150 individuals. Ginekologia Polska, 91(4), 193–200. https://doi.org/10.5603/GP.2020.0040

9. Navarro Santana, B., Sanz Baro, R., Idrovo, F., Plaza Arranz, J., & Albi, M. (2016). Endometritis tuberculosa sin foco primario y dolor pélvico crónico. Revista Chilena de Obstetricia y Ginecología, 81(5), 388–392. https://doi.org/10.4067/s0717-75262016000500007

10. OMS. (2015). Recomendaciones de la OMS para la prevención y el tratamiento de las infecciones maternas en el periparto. Who, 16(01), 1–5. https://apps.who.int/iris/bitstream/handle/10665/205685/WHO_RHR_16.01_spa.pdf;jsessionid=1F23AF9B8955FE336EE30504DDF84F4D?sequence=2

11. Pacheco Romero, J., Olórtegui, W., Salvador Pichilingue, J., López, F., & Palacios, J. (1998). Endometritis puerperal. Incidencia y factores de riesgo. Ginecol. & Obstet, 44(1), 54–60. https://doi.org/10.31403/rpgo.v44i987

12.Puente, E., Alonso, L., Laganà, A. S., Ghezzi, F., Casarin, J., & Carugno, J. (2020). Chronic endometritis: Old problem, novel insights and future challenges. International Journal of Fertility and Sterility, 13(4), 250–256. https://doi.org/10.22074/ijfs.2020.5779

13.Wu, D., Kimura, F., Zheng, L., Ishida, M., Niwa, Y., Hirata, K., Takebayashi, A., Takashima, A., Takahashi, K., Kushima, R., Zhang, G., & Murakami, T. (2017). Chronic endometritis modifies decidualization in human endometrial stromal cells. Reproductive Biology and Endocrinology, 15(1), 1–10. https://doi.org/10.1186/s12958-017-0233-x

14.Zargar, M., Ghafourian, M., Nikbakht, R., Mir Hosseini, V., & Moradi Choghakabodi, P. (2020). Evaluating Chronic Endometritis in Women with Recurrent Implantation Failure and Recurrent Pregnancy Loss by Hysteroscopy and Immunohistochemistry. Journal of Minimally Invasive Gynecology, 27(1), 116–121. https://doi.org/10.1016/j.jmig.2019.02.016

15.Ad, M., Re, P., Ota, E., & Speer, L. (2015). Antibiotic regimens for postpartum endometritis (Review) SUMMARY OF FINDINGS FOR THE MAIN COMPARISON. Summary of Findings for the Main Comparison, 3(2), 2–5. https://doi.org/10.1002/14651858.CD001067.pub3.www.cochranelibrary.com

16.Angélica, V., Teevin, V., Lourdes, M., & Noriega, F. (2014). Endometritis posparto: experiencia en un hospital general. Revista Peruana de Ginecología y Obstetricia, 60(1), 59–64. https://doi.org/10.31403/rpgo.v60i111

17.Cicinelli, E., Matteo, M., Trojano, G., Mitola, P. C., Tinelli, R., Vitagliano, A., Crupano, F. M., Lepera, A., Miragliotta, G., & Resta, L. (2018). Chronic endometritis in patients with unexplained infertility: Prevalence and effects of antibiotic treatment on spontaneous conception. American Journal of Reproductive Immunology, 79(1), 1–6. https://doi.org/10.1111/aji.12782

18.Fetal, M. (2016). Centre de Medicina Fetal i Neonatal de Barcelona. 1/14. Fiebre Intraparto, Fiebre Puerperal, 1–14.

19.Huang, W., Liu, B., He, Y., Xie, Y., Liang, T., Bi, Y., Yuan, L., Qin, A., Wang, Y., & Yang, Y. (2020). Variation of diagnostic criteria in women with chronic endometritis and its effect on reproductive outcomes: A systematic review and meta-analysis. Journal of Reproductive Immunology, 140(May), 103146. https://doi.org/10.1016/j.jri.2020.103146

20.Ibaceta, R. (2012). Protocolo de Referencia y Contrarreferencia en Endometritis. In Ministerio de Salud (pp. 2–11). http://www.ssmn.cl/descargas/protocolos_referencia_contrareferencia/hospital_clinico_san_jose/ginecologia/endometritis.pdf

21.Kitaya, K., Takeuchi, T., Mizuta, S., Matsubayashi, H., & Ishikawa, T. (2018). Endometritis: new time, new concepts. Fertility and Sterility, 110(3), 344–350. https://doi.org/10.1016/j.fertnstert.2018.04.012

22.Lin, K. Y. H., Chang, C. Y. Y., Lin, W. C., & Wan, L. (2020). Increased risk of endometriosis in patients with endometritis - A nationwide cohort study involving 84,150 individuals. Ginekologia Polska, 91(4), 193–200. https://doi.org/10.5603/GP.2020.0040

23.Navarro Santana, B., Sanz Baro, R., Idrovo, F., Plaza Arranz, J., & Albi, M. (2016). Endometritis tuberculosa sin foco primario y dolor pélvico crónico. Revista Chilena de Obstetricia y Ginecología, 81(5), 388–392. https://doi.org/10.4067/s0717-75262016000500007

24.OMS. (2015). Recomendaciones de la OMS para la prevención y el tratamiento de las infecciones maternas en el periparto. Who, 16(01), 1–5. https://apps.who.int/iris/bitstream/handle/10665/205685/WHO_RHR_16.01_spa.pdf;jsessionid=1F23AF9B8955FE336EE30504DDF84F4D?sequence=2

25.Pacheco Romero, J., Olórtegui, W., Salvador Pichilingue, J., López, F., & Palacios, J. (1998). Endometritis puerperal. Incidencia y factores de riesgo. Ginecol. & Obstet, 44(1), 54–60. https://doi.org/10.31403/rpgo.v44i987

26.Puente, E., Alonso, L., Laganà, A. S., Ghezzi, F., Casarin, J., & Carugno, J. (2020). Chronic endometritis: Old problem, novel insights and future challenges. International Journal of Fertility and Sterility, 13(4), 250–256. https://doi.org/10.22074/ijfs.2020.5779

27.Wu, D., Kimura, F., Zheng, L., Ishida, M., Niwa, Y., Hirata, K., Takebayashi, A., Takashima, A., Takahashi, K., Kushima, R., Zhang, G., & Murakami, T. (2017). Chronic endometritis modifies decidualization in human endometrial stromal cells. Reproductive Biology and Endocrinology, 15(1), 1–10. https://doi.org/10.1186/s12958-017-0233-x

28.Zargar, M., Ghafourian, M., Nikbakht, R., Mir Hosseini, V., & Moradi Choghakabodi, P. (2020). Evaluating Chronic Endometritis in Women with Recurrent Implantation Failure and Recurrent Pregnancy Loss by Hysteroscopy and Immunohistochemistry. Journal of Minimally Invasive Gynecology, 27(1), 116–121. https://doi.org/10.1016/j.jmig.2019.02.016

29.Mackeen, A.,Packard, R., Ota, E.,Speer, L. (2015). Norma para la Prevención de la Endometritis Puerperal. Cochrane Database Syst Rev (2)

CAPÍTULO 8

Jahel Vanessa Santacruz Mediavilla
Endometriosis

Introducción

La endometriosis es la presencia de glándulas endometriales por fuera de la cavidad uterina. Puede encontrarse localizada en la pelvis o tener una distribución extensa afectando sistema urinario, intestino y cavidad pleural. La endometriosis es considerada una enfermedad benigna, sin embargo los implantes extrauterinos de tejido endometrial provocan inflamación y pueden causar una amplia gama de manifestaciones clínicas.

Al momento de establecer la prevalencia de esta enfermedad, es importante tomar en cuenta características propias de la población estudiada, en un estudio realizado por Ballard et al (2008), la prevalencia encontrada en la población general fue de 1.2 a 1.5%. Por otro lado, en una revisión epidemiológica se encontró que afecta al 10% de mujeres en edad reproductiva (Shafir et ál, 2018). En pacientes con síntomas, la prevalencia es mucho más alta, oscilando entre 20 al 50% en mujeres infértiles y entre 40-50% en aquellas con dolor pélvico. (Eskenazi, 2001; Meuleman, 2009).

Patogénesis

A la fecha, no se ha logrado establecer una causa clara para la endometriosis y muchos factores pueden influir en el desarrollo y progresión de esta enfermedad incluyendo alteraciones genéticas, inmunológicas, señales endocrinas aberrantes y trastornos en la proliferación celular y apoptosis. Una de las teorías más aceptadas es la menstruación retrógrada, expuesta por Sampson (1927), en la que explica que durante la menstruación, células endometriales viajan por las trompas de Falopio y se adhieren a la cavidad peritoneal, para después responder al estímulo hormonal de cada ciclo menstrual provocando crecimiento de estos implantes y consecuentemente inflamación y dolor.

Si bien es cierto que está teoría revela el inicio de la enfermedad, 90% de las mujeres tienen menstruación retrógrada (Halme, 1984) por lo tanto, existen otros factores que promueven la persistencia de estos implantes. Además se ha encontrado endometriosis en pacientes prepúberes previo a su primera menarca, lo que sustenta la teoría de los restos Mullerianos (Russell, 1899, Batt, 2013), la cual propone que células residuales se implantaron en la cavidad pélvica durante la migración de los ductos mullerianos y que al estar expuestas a los factores hormonales de la madre se desarrollaron en formas clásicas de endometriosis que permanecen inactivas hasta el influjo hormonal de la pubertad (Brosens, 2013).

Otra hipótesis sugerida por Javert, (1952) establece que existe diseminación linfática o vascular, lo cual podría explicar los hallazgos de endometriosis en lugares distantes a la cavidad pélvica como pulmones, diafragma, cerebro, músculos o incluso nariz. (Jubanyik,1997; Andres, 2020; Laghzaoui, 2001).

Existen también teorías sobre un origen extrauterino de la endometriosis, dentro de las cuales se encuentra la metaplasia celómica, la cual plantea que el peritoneo parietal al ser un tejido pluripotencial puede transformarse en tejido histológicamente indistinguible de endometrio. (Gruenwald, 1942) Actualmente, nuevos estudios sugieren que células provenientes de la médula ósea, particularmente células progenitoras mesenquimales y endoteliales, se pueden diferenciar en tejido endometrial (Burney, 2012), el mayor sustento de esta teoría es que se han encontrado focos de endometriosis en pacientes con síndrome de Rokitansky-Kuster-Hauser (Tronco et al, 2014) y en hombres con cáncer de próstata en tratamiento con altas dosis de estrógeno. (Pinkert et al, 1979; Fukunaga, 2012)

Una vez que se ha establecido los posibles orígenes de estos implantes de endometrio extrauterino es necesario comprender mediante qué mecanismos logran persistir y provocar enfermedad. Existen 4 puntos clave distintivos de esta enfermedad:

Dependencia hormonal
La dependencia de estrógeno y la resistencia a la progesterona juegan un papel fundamental en la fisiopatología de esta enfermedad. Se ha encontrado que el tejido endometriótico expresa grandes cantidades de aromatasa, enzima encargada de la transformación de androstenediona en estrona y estradiol. Por otro lado, estas células tienen menos receptores para progesterona (Attia, 2000) y producen mínimas cantidades de 17B-hidroxiesteroide deshidrogenasa tipo 2, enzima que metaboliza el 17B-estradiol. (Zeitoun et ál, 1998) Esta enzima inactiva la acción del estrógeno y permite que la progesterona actué en las células endometriales para dar paso

a la fase lútea del ciclo menstrual, este bloqueo de transición en las fases endometriales es clave para que los implantes endometrióticos puedan sobrevivir y continuar su crecimiento.

Disfunción del sistema inmune

La inmunidad celular y humoral se encuentran alteradas en la endometriosis, lo que podría sugerir un origen inmunitario de esta enfermedad. Se ha visto en varios estudios que estas células evitan ser detectadas por los linfocitos NK (natural killer) mediante la expresión de moléculas ICAM-1 y que el líquido peritoneal de pacientes con endometriosis suprime la actividad de los mismos (Somigliana, 1996). Además, la función normal de los linfocitos T citotóxicos y macrófagos también se encuentra inhibida. (Králíčková y Vaclav, 2015)

Predisposición Genética

Varios estudios han demostrado diagnósticos frecuentes de endometriosis en el mismo grupo familiar, según Dalsgaard (2013) 4-8% de las hermanas o madres de mujeres afectadas tenían endometriosis. Otros estudios en gemelos encontraron concordancia en el diagnóstico de endometriosis (Saha et ál, 2015) y las parientes en primer grado de pacientes con endometriosis tienen entre 5 a 7 veces más riesgo de desarrollar endometriosis (Hansen y Eyster, 2010).

Por otro lado, alteraciones genéticas han contribuido al desarrollo y crecimiento de estos implantes extrauterinos, incluyendo expresión exagerada del gen anti-apoptosis BCL-2, pérdida de heterocigosidad y mutaciones somáticas en genes supresores tumorales, genes que controlan angiogénesis y factores de crecimiento. (Anglesio et ál, 2017)

Cambios inflamatorios

Como todo proceso inflamatorio en el ser humano, las citoquinas (especialmente factor de necrosis tumoral alfa (TNF- α) y IL-6) son las principales protagonistas en la endometriosis. En el líquido peritoneal de pacientes con endometriosis, se ha encontrado un número aumentado de macrófagos e interleucinas (Jiang, 2016). Las prostaglandinas encontradas en el líquido peritoneal juegan un rol muy importante en las manifestaciones clínicas como el dolor pélvico e infertilidad. Los macrófagos, en un intento por eliminar a los implantes extrauterinos expresan grandes cantidades de COX-2. En combinación con TNF- α y la activación de IL1- β, la síntesis de prostaglandinas aumenta, lo que a su vez promueve la esteroidogénesis aumentando la producción de estrógeno y creando un círculo vicioso de inflamación y crecimiento del tejido endometrial ectópico.

Factores de riesgo

Existen varios factores de riesgo que predisponen al desarrollo de endometriosis (Shenken, 2020)

Nulíparas
Menarca temprana (11-13 años) y menopausia tardía >55 años
Consumo de grasas trans e insaturadas
Ciclos menstruales cortos
Menorragia
Anomalías anatómicas uterinas con obstrucción del flujo menstrual
Bajo BMI
Exposición a dietilstilbestrol
Raza blanca y asiática
Factores protectores
Multíparas
Lactancia por tiempo prolongado
Consumo de omega-3 y ácidos grasos de cadena larga
Raza negra e hispanas
Menarca tardía >14 años

Fuente: elaborado por el autor, tomado de Shenken, 2020

Clasificación

Estadio I	Enfermedad mínima con implantes superficiales aislados y adherencias delgadas.
Estadio II	Implantes superficiales <5cm adheridos o distribuidos por todo el peritoneo y ovarios. Adherencias no significativas
Estadio III	Múltiples implantes superficiales y profundos. Se evidencian adherencias firmes en las trompas de Falopio y ovarios. Endometrioma unilateral. Obliteración parcial de fondo de saco.
Estadio IV	Enfermedad severa con múltiples implantes superficiales y profundos. Presencia de grandes endometriomas bilaterales. Adherencias densas. Saco de Douglas completamente obliterado.

Fuente: elaborado por el autor.

La Sociedad Americana de Medicina Reproductiva clasifica a la endometriosis en mínima, leve, moderada y severa.

Diagnóstico
Manifestaciones Clínicas

El espectro de manifestaciones clínicas en la endometriosis va desde pacientes asintomáticas hasta pacientes con dolor pélvico, infertilidad, masa ovárica, dismenorrea y dispareunia. (Sinaii et al, 2008)

El dolor crónico es la manifestación más frecuente de esta enfermedad, el 80% de las pacientes reportan dismenorrea severa y 30% dispareunia. (Vercellini, 2014). La causa exacta del dolor no es clara, sin embargo se podría explicar por la cascada de factores inflamatorios expuesta previamente y también por terminales nerviosas que crecen en los implantes de endometrio extrauterino, por lo tanto es un dolor sordo, difuso, duración >6 meses, profundo y localizado en hipogastrio que puede irradiarse a la espalda y flancos. Es importante diferenciar este dolor de una dismenorrea primaria, la cual se describe como dolor tipo cólico que aparece solamente durante la menstruación y después se autolimita. El dolor en la endometriosis tiende a aparecer súbitamente, puede ser constante o intermitente durante todo el ciclo menstrual y se describe como punzante o lancinante.

La segunda manifestación más frecuente de la endometriosis en la infertilidad. Entre 25-50% de mujeres con diagnóstico de infertilidad tienen endometriosis. Asimismo, el 30-50% de pacientes con endometriosis tienen infertilidad. (Hickey, 2014) La endometriosis es la segunda causa de infertilidad después de la anovulación, siendo incluso más prevalente que la obstrucción tubárica (Kuohung, 2020)

Es importante tomar en cuenta que las manifestaciones clínicas están estrictamente relacionadas con la localización de los implantes endometriales. Por lo tanto, la amplia variedad de signos y síntomas debe considerarse al evaluar una paciente con sospecha de endometriosis.

Cuando los implantes se localizan en la vejiga, las mujeres presentan disuria, hematuria, poliuria y dolor suprapúbico, síntomas que se ven agravados durante la menstruación. También es posible encontrar implantes ureterales en un 10% de casos, que causan obstrucción e hidronefrosis y con el tiempo falla renal. (Berlanda et al, 2020)

Aunque la endometriosis rectosigmoidea es una las localizaciones menos comunes, debe considerarse cuando la paciente se presente con dolor en la defecación que se agrave durante la menstruación, tenesmo premenstrual, diarrea, constipación o hematoquecia cíclica. (Berlanda et al, 2020)

Exploración Física
A pesar de que el examen físico tiene exactitud menor al 50% para diagnóstico de endometriosis (Abrao et al, 2007), es necesario conocer los signos que nos orientan hacia el mismo. Los principales hallazgos son dolor al momento del examen vaginal digital, nódulos presentes en el fórnix posterior de vagina, desplazamiento lateral del útero o cérvix o inmovilidad de los mismos, lo cual orienta hacia la presencia de adherencias. (Hickey, 2014)

Durante la examinación bimanual, se puede palpar una masa ovárica correspondiente a un endometrioma que puede ser móvil o encontrarse adherida a otras estructuras pélvicas. Finalmente, se pueden observar implantes a simple vista cuando están localizados en cérvix o paredes vaginales.

Exámenes complementarios
Exámenes de laboratorio
No existe ningún examen de laboratorio que sea diagnóstico para endometriosis. Los exámenes que se realicen a estas pacientes deben ser orientados a descartar otras causas de dolor pélvico como: infecciones urinarias, problemas gastrointestinales (síndrome de colon irritable, enfermedad intestinal inflamatoria, etc) y otras dolencias ginecológicas como adenomiosis, miomas, endometritis y enfermedad pélvica inflamatoria.

Se ha estudiado el uso de múltiples marcadores séricos para el diagnóstico de esta patología, sin embargo ninguno ha mostrado resultados prometedores (May et al, 2010). El rol del marcador CA-125 no está bien establecido debido a su poca sensibilidad y especificidad al encontrarse elevado en múltiples patologías ginecológicas y no ginecológicas, por lo que no se recomienda su uso rutinario para evaluar la presencia de endometriosis. (Grado de Recomendación A, nivel de evidencia 1a)

Imagen
En una revisión realizada por Hickey et al en el 2014, se establece que la ultrasonografía transvaginal tiene mejor sensibilidad y especificidad que la resonancia magnética al momento de evaluar endometriosis. La ecografía puede identificar endometriomas, adherencias y líquido libre en la cavidad pélvica. Por lo que es el método de primera elección para evaluación en estas pacientes. (Grado de Recomendación A, nivel de evidencia 1a).

Los endometriomas pueden visualizarse como masas ováricas quísticas, mayoría de veces son uniloculares con contenido homogéneo (correspondiente a sangre antigua) y limitado por tejido ovárico normal. Por otro lado, la capacidad del eco para diferenciar endometriosis profunda o implantes <1cm es limitada. (Hudelist, 2011)

Laparoscopia diagnóstica
De acuerdo al Colegio Americano de obstetricia y ginecología (ACOG, 2003), el diagnóstico definitivo de endometriosis solo se puede realizar con

el estudio histológico de tejido obtenido mediante cirugía. Dado que la gravedad de los síntomas no siempre se relaciona con el grado de infiltración de la endometriosis, en muchos casos los hallazgos quirúrgicos no corresponden con las manifestaciones clínicas. Entonces cabe preguntarse, ¿en qué pacientes es necesario realizar una exploración quirúrgica para determinar el diagnóstico final?.

Las indicaciones para realizar una cirugía incluyen pacientes con dolor pélvico persistente que no cede al tratamiento farmacológico, pacientes con síntomas severos que comprometen la calidad de vida, pacientes con lesiones confirmadas en vejiga o recto, enfermedad avanzada con presencia de endometriomas. (Grado de recomendación D)

Tratamiento

El Colegio Americano de Ginecologia y Obstetricia (ACOG) y la Sociedad Europea de Reproduccion Humana y embriología (ESHRE) recomiendan que el tratamiento de endometriosis debe enfocarse en los dos síntomas principales, el dolor y la infertilidad, siempre tomando en cuenta el deseo de embarazo de la paciente. Además según la guía nacional española existen 4 objetivos terapéuticos importantes:

1. Suprimir los síntomas
2. Restaurar la fertilidad
3. Eliminar endometriosis visible
4. Evitar la progresión de la enfermedad

Manejo farmacológico

Analgésicos/antiinflamatorios: estas pacientes experimentan dolor intenso debido a la gran cantidad de factores de inflamación y prostaglandinas que liberan. En consecuencia, se recomienda el uso de AINEs u otros analgésicos (Tabla 1.) como primera opción para manejo del dolor a pesar de que no existe evidencia científica contundente respecto a su eficacia. (Grado de recomendación D)

Anticonceptivos hormonales combinados: en pacientes sin deseo de fertilidad, el uso de anticonceptivos reduce el dolor asociado a endometriosis, incluyendo dispareunia, dismenorrea y dolor fuera del ciclo menstrual (Grado de recomendación B, nivel de evidencia 2a). Los anticonceptivos prescritos de manera continua son más efectivos que el régimen cíclico. (Grado de recomendación C)

Progestágenos: acetato de medroxiprogesterona (oral o depot), dienogest, acetato de ciproterona, norethisterona (Tabla 2.), producen atrofia del tejido endometrial mediante la inhibición de la liberación de GnRH hipotalámica y supresión de la función ovárica. Ensayos clínicos randomizados han demostrado que la eficacia de los progestágenos para reducir dolor es igual que los agonistas de GnRH y además la pérdida ósea es menor y regresa a valores normales a los 12 meses de terminado el tratamiento. (Grado de recomendación A, nivel de evidencia 1a)

Gestrinona y danazol: ambos fármacos tienen efectos similares en la disminución del dolor en pacientes con endometriosis. Sin embargo la gestrinona tiene menos efectos adversos y su eficacia es comparable al uso de leuprolide intramuscular por 6 meses. (Grado de recomendación A, nivel de evidencia 1b). Al momento de prescribir estos fármacos, se debe tomar en cuenta los afectos androgénicos como aumento de peso, acné, retención de líquido, hirsutismo, cambios en la voz, sofocos y nausea. (Grado de recomendación D)

Dispositivo intrauterino con levonorgestrel: a pesar de que el DIU no está aprobado por la FDA para el tratamiento de endometriosis, ha mostrado resultados prometedores con eficacia comparable a los agonistas de GnRH para el control del dolor. (Grado de recomendación B, nivel de evidencia 2a)

Agonistas de GnRH: la nafarelina, leuprolide, buserelina, goserelina o triptorelina actúan bloqueando los pulsos de GnRH y suprimiendo la liberación de FSH y LH, por lo tanto bloqueando la función ovárica. En varios estudios se ha encontrado que son eficaces para tratar el dolor aunque no se ha encontrado que sus efectos sean superiores a otros métodos de tratamiento hormonales. (Grado de recomendación A, nivel de evidencia 1a). El estado hipoestrogénico genera síntomas vasomotores, osteopenia y resequedad vaginal por lo que se recomienda el uso de terapia hormonal de soporte con estrógeno/progesterona. (Grado de recomendación A, nivel de evidencia 1c)

Inhibidores de la aromatasa: los estudios realizados con inhibidores de la aromatasa se han realizado en mujeres con endometriosis recto-vaginal o refractaria a otros tratamientos. Aunque la evidencia es limitada y la FDA no ha aprobado su uso, estos fármacos son una opción cuando se han agotado todos los posibles tratamientos clínicos y quirúrgicos. (Grado de recomendación B, nivel de evidencia 2a)

Tabla 1. Analgésicos usados en el manejo de dolor asociado a endometriosis

MEDICAMENTO	DÓSIS
Ibuprofeno	VO: 400 mg cada 4-6 horas
Naproxeno	VO: 500 mg STAT luego 250 mg cada 6-8 horas
Naproxeno Sódico	VO: 550 mg STAT luego 275 mg cada 6-8 horas
Ketorolaco	IM: 60 mg + 10 mg VO cada 6-8 horas (max 40 mg día)
Diclofenaco	VO: 75-100 mg STAT luego 50 mg cada 8 horas
Meloxicam	VO: 7.5 mg QD

VO: via oral, IM: Intramuscular, QD: cada dia. AINEs deben tomarse el primer dia de la menstruación y continuar por 1-3 días. En casos severos, se puede tomar la medicación 1 o 2 días previo al incicio del ciclo menstrual. Obtenida de: Shenken, R (2020). Endometriosis: Treatment of pelvic pain. In R. Barbieri (Ed). UpToDate.

Tabla 2. Progestágenos más comunes usados para el tratamiento de endometriosis

MEDICAMENTO	DÓSIS
Acetato de medroxiprogesterona depot	150 mg IM cada 3 meses
Dienogest	VO: 2 mg diarios o combinado con estradiol como ACO
Acetato de norethindrona	VO: 5 mg diarios

Fuente: elaborado por el autor, tomado de Shenken R. (2020) (VO: via oral, IM: intramuscular, ACO: anticonceptivos orales)

Manejo quirúrgico

El manejo quirúrgico de la endometriosis va enfocado a la eliminación de las lesiones, lisis de adherencias para restablecer la anatomía pélvica y la interrupción de conexiones nerviosas causantes de dolor. El enfoque del manejo quirúrgico depende del grado de la endometriosis, por lo tanto está estrictamente ligado a la localización de las lesiones.

La endometriosis visible durante la laparoscopia diagnóstica debe tratarse mediante escisión o ablación, ya que ha demostrado ser efectiva para disminuir el dolor en estas pacientes (Grado de recomendación A, nivel de evidencia 1a). Cabe recalcar que el manejo de los implantes profundos en el septo rectovaginal, sistema urinario, colon, recto y ligamentos uterosacros es difícil y está asociado a múltiples complicaciones, sin embargo es efectivo para disminuir el dolor (Grado de recomendación B, nivel de evidencia 2a)

Uno de los métodos más utilizados para disminuir el dolor es la ablación del nervio uterosacro, sin embargo este procedimiento no ha demostrado ser más efectivo que la cirugía conservadora sola. (Grado de recomendación A, nivel de evidencia 1a)

Con relación al manejo quirúrgico de los endometriomas, existen varios estudios a favor de realizar cistectomía con extirpación completa de la cápsula vs drenaje y coagulación. Esta técnica garantiza menor índice de recurrencia tanto del endometrioma como del dolor fuera del ciclo menstrual. (Grado de recomendación A, nivel de evidencia 1a) Después de la cirugía, es recomendable prescribir anticonceptivos orales por 18-24 meses como prevención secundaria en mujeres que no estén buscando el embarazo (Grado de recomendación A, nivel de evidencia 1c)

La infertilidad es una de las complicaciones más comunes de la endometriosis, por lo tanto muchos tratamientos van enfocados a mejorar la posibilidad de embarazo en estas pacientes. Lamentablemente ningún tratamiento farmacológico individual ha demostrado aumentar la tasa de embarazo. (Grado de recomendación A) Por otro lado, la cirugía ha tenido resultados prometedores en el manejo de la infertilidad. Por ejemplo, la cistectomía aumenta la tasa de embarazos espontáneos en pacientes con subfertilidad (Grado de recomendación A).

Asimismo, en mujeres con endometriosis grado I o II, la lisis de adherencias aumenta las probabilidades de embarazo. (Grado de recomendación A, nivel de evidencia 1b). A pesar de existe evidencia limitada respecto a los beneficios de la cirugía en endometriosis moderada a severa, se recomienda realizar laparoscopia sobre manejo expectante (grado de recomendación B, nivel de evidencia 2b) ya que puede contribuir a reestablecer la anatomía normal de la cavidad pélvica y crear un ambiente óptimo para futuros tratamientos de fertilidad como inseminación artificial o fecundación in vitro.

1. Ballard, K., Seaman, H., de Vries, C., & Wright, J. (2008). Can symptomatology help in the diagnosis of endometriosis? Findings from a national case-control study-Part 1. BJOG: An International Journal of Obstetrics & Gynaecology, 115(11), 1382–1391. https://doi.org/10.1111/j.1471-0528.2008.01878.x

2. Shafrir, A. L., Farland, L. V., Shah, D. K., Harris, H. R., Kvaskoff, M., Zondervan, K., & Missmer, S. A. (2018). Risk for and consequences of endometriosis: A critical epidemiologic review. Best Practice & Research Clinical Obstetrics & Gynaecology, 51, 1–15. https://doi.org/10.1016/j.bpobgyn.2018.06.001

3. Eskenazi, B., & Warner, M. L. (1997). Epidemiology of endometriosis. Obstetrics and gynecology clinics of North America, 24(2), 235–258. https://doi.org/10.1016/s0889-8545(05)70302-8

4. Meuleman, C., Vandenabeele, B., Fieuws, S., Spiessens, C., Timmerman, D., & D'Hooghe, T. (2009). High prevalence of endometriosis in infertile women with normal ovulation and normospermic partners. Fertility and Sterility, 92(1), 68–74. https://doi.org/10.1016/j.fertnstert.2008.04.056

5. Sampson, J. A. (1927). Peritoneal endometriosis due to the menstrual dissemination of endometrial tissue into the peritoneal cavity. American Journal of Obstetrics and Gynecology, 14(4), 422–469. https://doi.org/10.1016/S0002-9378(15)30003-X

6. Halme, J., Hammond, M., Hulka, J., Raj, S., & Talbert, L. (1984). Retrograde menstruation in healthy women and in patients with endometriosis. Obstetrics and Gynecology, 64(2), 151–154. PubMed. http://europepmc.org/abstract/MED/6234483

7. Longo L. D. (1979). Classic pages in obstetrics and gynecology. Aberrant portions of the müllerian duct found in an ovary: William Wood Russell Johns Hopkins Hospital Bulletin, vol. 10, pp. 8--10, 1899. American journal of obstetrics and gynecology, 134(2), 225–226.

8. Batt, R. E., & Yeh, J. (2013). Müllerianosis: Four Developmental (Embryonic) Müllerian Diseases. Reproductive Sciences, 20(9), 1030–1037.

9. https://doi.org/10.1177/1933719112472736

10. Javert, C. T. (1952). The Spread of Benign and Malignant Endometrium in the Lymphatic System with a Note on Coexisting Vascular Involvement**Presented by invitation, at the Seventy-fifth Annual Meeting of the American Gynecological Society, Hot Springs, Va., May 12 to 14, 1952. American Journal of Obstetrics and Gynecology, 64(4), 780–806. https://doi.org/10.1016/S0002-9378(16)38796-8

11. Jubanyik, K. J., & Comite, F. (1997). Extrapelvic endometriosis. Obstetrics and gynecology clinics of North America, 24(2), 411–440. https://doi.org/10.1016/s0889-8545(05)70311-9

12. Andres, M. P., Arcoverde, F., Souza, C., Fernandes, L., Abrão, M. S., & Kho, R. M. (2020). Extrapelvic Endometriosis: A Systematic Review. Journal of minimally invasive gynecology, 27(2), 373–389. https://doi.org/10.1016/j.jmig.2019.10.004

13.Laghzaoui, O., & Laghzaoui, M. (2001). [Nasal endometriosis: Apropos of 1 case]. Journal de gynecologie, obstetrique et biologie de la reproduction, 30(8), 786–788. PubMed. http://europepmc.org/abstract/MED/11917731

14.Gruenwald, P. (1942). Origin of endometriosis from the mesenchyme of the celomic walls. American Journal of Obstetrics and Gynecology, 44(3), 470–474. https://doi.org/10.1016/S0002-9378(42)90484-8

15.Troncon, J. K., Zani, A. C. T., Vieira, A. D. D., Poli-Neto, O. B., Nogueira, A. A., & Rosa-e-Silva, J. C. (2014). Endometriosis in a Patient with Mayer-Rokitansky-Küster-Hauser Syndrome. Case Reports in Obstetrics and Gynecology, 2014, 1–4. https://doi.org/10.1155/2014/376231

16.Burney, R. O., & Giudice, L. C. (2012). Pathogenesis and pathophysiology of endometriosis. Fertility and Sterility, 98(3), 511–519. https://doi.org/10.1016/j.fertnstert.2012.06.029

17.Pinkertm, T., Catlowm, C., & Reubenstraus, N. D. (1979). Endometriosis of the urinary bladder in a man with prostatic carcinoma. 4, 6.

18.Fukunaga M. (2012). Paratesticular endometriosis in a man with a prolonged hormonal therapy for prostatic carcinoma. Pathology, research and practice, 208(1), 59–61. https://doi.org/10.1016/j.prp.2011.10.007

19.Attia, G. R., Zeitoun, K., Edwards, D., Johns, A., Carr, B. R., & Bulun, S. E. (2000). Progesterone receptor isoform A but not B is expressed in endometriosis. The Journal of clinical endocrinology and metabolism, 85(8), 2897–2902. https://doi.org/10.1210/jcem.85.8.6739

20.Zeitoun, K., Takayama, K., Sasano, H., Suzuki, T., Moghrabi, N., Andersson, S., Johns, A., Meng, L., Putman, M., Carr, B., & Bulun, S. E. (1998). Deficient 17β-Hydroxysteroid Dehydrogenase Type 2 Expression in Endometriosis: Failure to Metabolize 17β-Estradiol1. The Journal of Clinical Endocrinology & Metabolism, 83(12), 4474–4480. https://doi.org/10.1210/jcem.83.12.5301

21.Ścieżyńska, A., Komorowski, M., Soszyńska, M., & Malejczyk, J. (2019). NK Cells as Potential Targets for Immunotherapy in Endometriosis. Journal of clinical medicine, 8(9), 1468. https://doi.org/10.3390/jcm8091468

22.Králíčková, M., & Vetvicka, V. (2015). Immunological aspects of endometriosis: a review. Annals of translational medicine, 3(11), 153. https://doi.org/10.3978/j.issn.2305-5839.2015.06.08

23.Dalsgaard, T., Hjordt Hansen, M. V., Hartwell, D., & Lidegaard, O. (2013). Reproductive prognosis in daughters of women with and without endometriosis. Human reproduction (Oxford, England), 28(8), 2284–2288. https://doi.org/10.1093/humrep/det231

24.Saha, R., Pettersson, H. J., Svedberg, P., Olovsson, M., Bergqvist, A., Marions, L., Tornvall, P., & Kuja-Halkola, R. (2015). Heritability of endometriosis. Fertility and Sterility, 104(4), 947–952. PubMed. https://doi.org/10.1016/j.fertnstert.2015.06.035

25.Hansen, K. A., & Eyster, K. M. (2010). Genetics and genomics of endometriosis. Clinical obstetrics and gynecology, 53(2), 403–412. https://doi.org/10.1097/GRF.0b013e3181db7ca1

26. Anglesio, M. S., Papadopoulos, N., Ayhan, A., Nazeran, T. M., Noë, M., Horlings, H. M., Lum, A., Jones, S., Senz, J., Seckin, T., Ho, J., Wu, R. C., Lac, V., Ogawa, H., Tessier-Cloutier, B., Alhassan, R., Wang, A., Wang, Y., Cohen, J. D., Wong, F., … Shih, I. M. (2017). Cancer-Associated Mutations in Endometriosis without Cancer. The New England journal of medicine, 376(19), 1835–1848. https://doi.org/10.1056/NEJMoa1614814

27. Jiang, L., Yan, Y., Liu, Z., & Wang, Y. (2016). Inflammation and endometriosis. Frontiers in Bioscience (Landmark Edition), 21, 941–948. PubMed. https://doi.org/10.2741/4431

28. Shenken, R (2020). Endometriosis: pathogenesis, clinical features and diagnosis. In R. Barbieri (Ed). UpToDate. Acceso June 20, 2020. Disponible en: https://www.uptodate.com/contents/endometriosis-pathogenesis-clinical-features-and-diagnosis

29. Sinaii, N., Plumb, K., Cotton, L., Lambert, A., Kennedy, S., Zondervan, K., & Stratton, P. (2008). Differences in characteristics among 1,000 women with endometriosis based on extent of disease. Fertility and sterility, 89(3), 538–545. https://doi.org/10.1016/j.fertnstert.2007.03.069

30. Vercellini, P., Viganò, P., Somigliana, E., & Fedele, L. (2014). Endometriosis: pathogenesis and treatment. Nature reviews. Endocrinology, 10(5), 261–275. https://doi.org/10.1038/nrendo.2013.255

31. Kuohung, W & Hornstein M.D (2020). Causes of female infertility. In R. Barbieri (Ed). UpToDate. Acceso Julio 10, 2020. Disponible en: https://www.uptodate.com/contents/causes-of-female-infertility

32. Berlanda, N., Vercellini, P., Fedele, L. (2020) Endometriosis of the bladder and ureter. In T. Falcone (Ed). UpToDate. Acceso Julio 10,2020. Disponible en: https://www.uptodate.com/contents/endometriosis-of-the-bladder-and-ureter

33. Berlanda, N., Vercellini, P., Fedele, L. (2020) Endometriosis treatment of rectovaginal and bowel disease. In T. Falcone, K. Eckler (Ed). UpToDate. Acceso Julio 10,2020. Disponible en: https://www.uptodate.com/contents/endometriosis-treatment-of-rectovaginal-and-bowel-disease

34. Abrao, M. S., Gonçalves, M. O., Dias, J. A., Jr, Podgaec, S., Chamie, L. P., & Blasbalg, R. (2007). Comparison between clinical examination, transvaginal sonography and magnetic resonance imaging for the diagnosis of deep endometriosis. Human reproduction (Oxford, England), 22(12), 3092–3097. https://doi.org/10.1093/humrep/dem187

35. Hickey, M., Ballard, K., & Farquhar, C. (2014). Endometriosis. BMJ : British Medical Journal, 348, g1752. https://doi.org/10.1136/bmj.g1752

36. May, K. E., Conduit-Hulbert, S. A., Villar, J., Kirtley, S., Kennedy, S. H., & Becker, C. M. (2010). Peripheral biomarkers of endometriosis: a systematic review. Human reproduction update, 16(6), 651–674. https://doi.org/10.1093/humupd/dmq009

37. Hudelist, G., English, J., Thomas, A. E., Tinelli, A., Singer, C. F., & Keckstein, J. (2011). Diagnostic accuracy of transvaginal ultrasound for non-invasive diagnosis of bowel endometriosis: systematic review and meta-analysis. Ultrasound in obstetrics & gynecology: the official journal of the International Society of Ultrasound in Obstetrics and Gynecology, 37(3), 257–263. https://doi.org/10.1002/uog.8858

38.Clinical Management Guidelines for Obstetrician-Gynecologists Number 44, July 2003. (2003). Obstetrics & Gynecology, 102(1), 203–213. https://doi.org/10.1097/00006250-200307000-00051

39.Dunselman, G. A. J., Vermeulen, N., Becker, C., Calhaz-Jorge, C., D'Hooghe, T., De Bie, B., Heikinheimo, O., Horne, A. W., Kiesel, L., Nap, A., Prentice, A., Saridogan, E., Soriano, D., & Nelen, W. (2014). ESHRE guideline: Management of women with endometriosis. Human Reproduction, 29(3), 400–412. https://doi.org/10.1093/humrep/det457

40.Shenken, R (2020). Endometriosis: Treatment of pelvic pain. In R. Barbieri (Ed). UpToDate. Acceso: Julio 12, 2020. Disponible en: https://www.uptodate.com/contents/endometriosis-treatment-of-pelvic-pain

41.Lame, C., Martín, A., Schneider, J., Bodega, A., Carmona, F., Raga, F. (2013). Guía de atención a las mujeres con endometriosis en el Sistema Nacional de Salud. Gobierno de España-Ministerio de Sanidad, Servicios Sociales e Igualdad. Disponible en: https://www.mscbs.gob.es/organizacion/sns/planCalidadSNS/pdf/equidad/ENDOMETRIOSIS.pdf

CAPÍTULO 9

Helen Adriana Ayala Monar
Miomatosis Uterina

Introducción

La miomatosis uterina considerada una de las enfermedades más frecuentes del útero y la anormalidad benigna cuya transformación maligna es excepcional (Hernández, 2017, pág. 1). El tamaño de los miomas uterinos benignos puede variar de milímetros a grandes tumores, incluso algunos llegan a ocupar la cavidad abdominal (Secretaria de salud, 2009, pág. 9). Estos tumores uterinos pueden ser asintomáticos, pero lo más frecuente es que se presenten alteraciones menstruales (hipermenorreas y hemorragias intermenstruales), dolor abdominal y síntomas de compresión (Fabengres, 2002, pág. 1).

Los miomas uterinos son los tumores benignos que con más frecuencia se presentan en el tracto genital femenino. Su incidencia es mayor en mujeres de raza negra que en blanca (Stewart, 2017, pág. 1,4).

Se ha visto que el 60% de las mujeres llegan a tener miomatosis a lo largo de la vida, y se presenta con incidencia marcada alrededor de los 50 años (Hernández, 2017, pág. 2). La incidencia de estos tumores benignos es difícil de calcular debido a que en un 30% a 50% son asintomáticos. El porcentaje de mujeres afectadas de todas las edades es del 26,8% dato según el número de mujeres que se someten anualmente a una histerectomía (Fabengres, 2002, pág. 2).

Los factores de riesgo asociados al desarrollo de miomas uterinos que se han estudiado son:
La edad de aparición, los miomas no se presentan antes de la pubertad y su frecuencia baja con la menopausia, y en años reproductivos la incidencia incrementa con la edad. La raza negra predispone a la aparición de miomas y estos son diagnosticados a más temprana edad, son más grandes, múltiples y presentan una clínica más grave, que mujeres de otra raza. Laughlin y col determinaron la siguiente prevalencia: 18% en mujeres negras, 8% en mujeres blancas, 10% en mujeres hispanas y 13% en el grupo "otros", compuesto principalmente por mujeres asiáticas. La literatura indica que una causa para este fenómeno son las diferencias raciales durante la biosíntesis y / o el metabolismo de los estrógenos. En cuanto a la genética, se ha visto que hay mujeres con cierta predisposición genética a desarrollar miomatosis

uterina, además se ha identificado mutaciones en dos genes que se asocian a esta patología. En relación a los factores reproductivos se ha observado que un mayor número de embarazos a término disminuye el riesgo de miomatosis uterina, y la nuliparidad la aumenta. Los factores de estilo de vida, como la dieta, el consumo de cafeína y alcohol, el tabaquismo, la actividad física y el estrés tienen un efecto potencial sobre la formación de miomas y su crecimiento (Sparic, 2016, pág. 3-8).

Al momento se necesitan mas investigaciones para conocer con claridad los factores de riesgo asociados y poder actuar sobre estos y así prevenir la aparición de esta patología ya que causa gran morbilidad y deterioro de la calidad de vida (Sparic, 2016, pág. 10).

En la fisiopatología de la miomatosis intervienen factores genéticos, epigenéticos, de crecimiento, citocinas y componentes de la membrana celular. Además, se han identificado en su formación factores de crecimiento, hormonas estrógeno y progesterona. Estos tumores que en su mayoría son benignos surgen del miometrio por lo que están constituidas de tejido muscular y matriz extracelular (Hernández, 2017, pág. 4).

En estudios in vitro se ha visto que la regulación del ARNm interviene en el crecimiento de los miomas. La miomatosis uterina en parte es una enfermedad genética ya que en el 40% de los miomas se ha observado alteraciones cromosómicas ejemplo de estas translocaciones en el cromosoma 12 y 14, trisomía 12, perdida de cromosoma 3 y 7. El riesgo de aparición de desarrollo de un mioma es 2.2 veces superior en mujeres cuando tienen un familiar de primer grado que haya sufrido de miomas. La localización y el tamaño de los miomas son muy determinantes en la clínica de las pacientes. Para que aparezca un mioma hay dos eventos importantes: la transformación de un miocito normal a un miocito anormal y posterior su crecimiento hasta llegar a ser en algunos casos grandes tumores benignos (Hernández, 2017, pág. 4-5).

El origen de la célula aun es incierto se ha observado que se originan por transformación de una célula madre del miometrio influida por hormonas, factores de crecimiento y la intervención de la genética. Dentro de los factores hormonales que favorecen su aparición tenemos el estrógeno el cual es el principal agente involucrado en el crecimiento de los miomas la literatura indica que esto se puede dar por supresión de la función del gen p53. En cuanto a la progesterona se ha identificado dos tipos de receptores: corta (RP-A) y larga (RP-B) los cuales se hiperexpresan en el miometrio. En cuanto a los factores de crecimiento tenemos el factor de crecimiento epidérmico (EGF) el mismo que se sintetiza en el miometrio y aumenta la mitosis en el endometrio, ovarios y miometrio, otros factores de crecimiento también intervienen en la angiogénesis del mioma como crecimiento endotelial vascular (VEGF), epidermoide ligado a heparina (HB-EGF), de fibroblastos ácido (aFGF), de fibroblastos básico (bFGF) y sus respectivos receptores, en particular el bFGF y el VEGF (Hernández, 2017, pág. 5-6).

La Federación Internacional de Ginecología y Obstetricia (FIGO) propuso un esquema de clasificación según la ubicación del fibroma (Hernández, 2017, pág. 8).

- Submucosos (FIGO tipo 0, 1, 2): derivan de las células del miometrio exactamente debajo del endometrio. Estas neoplasias sobresalen en la cavidad uterina.
- Intramurales (FIGO tipos 3, 4, 5): crecen dentro de la pared uterina y pueden ampliarse lo suficiente como para distorsionar la cavidad o la superficie serosa. Algunos fibromas pueden ser transmurales y extenderse desde la serosa hasta la superficie mucosa.
- Subserosos (FIGO tipo 6, 7): se originan en la superficie serosa del útero y pueden tener una base amplia o pediculada o ser intraligamentarios.
- Cervicales (FIGO tipo 8): se localizan en el cuello uterino, en lugar del cuerpo (Hernández, 2017, pág. 8).

Con un propósito de definir la probabilidad de resección quirúrgica del mioma por histeroscopia se ha planteado algunas clasificaciones dentro de estas las vas aceptadas STEPW o Lasmar que se basa en puntuaciones que pronostican la dificultad de la extirpación histeroscópica del mioma (Lorenzo, 2015, pág. 108-109)

Lasmar et al. desarrolló una nueva clasificación para miomas submucosos en la cual se incluyó cinco parámetros: tamaño, topografía, extensión de la base en relación con la pared uterina y penetración en el miometrio (STEPW). En estudios que se evaluó miomectomías histeroscópicas se demostró que la clasificación STEPW tenía una mayor correlación con los resultados quirúrgicos que el sistema ESGE (Lasmar, 2011, pág. 1-2)

La Clasificación STEPW (LASMAR) tiene en cuenta los siguientes:
- Tamaño: el diámetro más grande encontrado por cualquiera de los métodos de imagen. Cuando el nódulo mide ≤2 cm, se le da una puntuación de 0; si mide 2,1–5 cm, obtiene una puntuación de 1; y si mide> 5 cm, obtiene una puntuación de 2.

- Topografía: definida por el tercio de la cavidad uterina donde se encuentra el fibroma. Si está en el tercio inferior, la puntuación es 0; si en el tercio medio, el puntaje es 1; y si en el tercio superior, el puntaje es 2.

- Extensión de la base del mioma: cuando el fibroma cubre un tercio o menos de la pared, se le da una puntuación de 0; cuando la base del nódulo ocupa entre uno y dos tercios de la pared, la puntuación es 1; y cuando afecta a más de dos tercios de la pared, el puntaje es 2.

- Penetración del nódulo en el miometrio: cuando el fibroma está completamente dentro de la cavidad uterina se le da una puntuación de 0; si tiene su parte más grande en la cavidad uterina se le da una puntuación de 1; y cuando tiene su mayor parte en el miometrio se le da una puntuación de 2.

- Pared: cuando el fibroma está en la pared lateral, se agrega 1 punto adicional independientemente del tercero afectado (Lasmar, 2011, pág. 2).

	Penetración	Extensión de la base	Tamaño (cm)	Topografía	Afectación de la pared
0	0	13	> 2	Tercio inferior	
1	<50%	13 – 23	< 2-5	Tercio medio	· 1
2	>50%	> 23	> 5	Tercio superior	
Puntuación	·		·	·	

Tabla 1. Puntuación de la escala de STEPW. (Lasmar, 2011, pág. 2)

SCORE	GRUPO	COMPLEJIDAD Y OPCIONES TERAPEUTICAS
0-4	I	Baja complejidad. Miomectomía por histeroscopia
5-6	II	Alta complejidad. Miomectomía por histeroscopia. Considerar el uso de AGnRh. Considerar miomectomía histeroscópica en
7-9	III	Considerar alternativa a la técnica histeroscópica

Tabla 2. Score de la clasificación STEPW. (Lasmar, 2011, pág. 2)

Diagnóstico Clínico

El diagnóstico de los miomas uterinos puede darse en una mujer asintomática, en el momento de la exploración ginecológica de rutina, y en mujeres con una historia de síntomas (De la Cruz, 2017, pág. 2)

Síntomas. La mayoría de pacientes son asintomáticas, y las que presentan clínica compatible con miomatosis uterina pueden presentar: (Sociedad Española de Ginecología y Obstetricia, 2014, pág. 2)

Sangrado uterino anormal

Este es el síntoma que con más frecuencia encontramos, el mismo que puede presentarse como menorragia o hipermenorrea. Su intensidad dependerá de varios factores como tamaño, localización y número. Los miomas que más sangrado producen son los intracavitarios y submucosas. Se recomienda que a toda mujer con motivo de consulta sangrado se realice una biopsia de endometrio con el fin de descartar patología endometrial. (Sociedad Española de Ginecología y Obstetricia, 2014, pág. 2), (Ortiz, 2009, pág. 6)

Aún no está esclarecido el mecanismo patogénico por el cual los miomas uterinos provocan hemorragia uterina anormal, se ha visto que está vinculado a alteraciones de la función endometrial e incrementos de la contractilidad uterina, aunque aún no hay datos concluyentes del tema (Fabengres, 2002, pág. 3)

Presión pélvica

La presión pélvica es más común que el dolor, tenemos este síntoma debido al incremento del tamaño del útero secundario al crecimiento del mioma. El aumento de volumen del mioma también va a causar presión sobre otros órganos y de ahí que va a producir síntomas específicos: nivel digestivo puede presentarse estreñimiento y tenesmo, nivel urinario puede causar incontinencia urinaria, disuria e incluso por el efecto de presión puede producir trombosis, varices y edemas a nivel de miembros inferiores (Sociedad Española de Ginecología y Obstetricia, 2014, pág. 2) (Ortiz, 2009, pág. 6) (Fabengres, 2002, pág. 3).

Dolor

Puede producir un dolor abdominal agudo que se da por complicaciones del mismo como degeneración o torsiones del mioma, también puede producir dismenorrea, dispareunia y en pocos casos puede haber dolor a nivel de la espalda baja produciendo lumbociática (Fabengres, 2002, pág. 3) (Hernández, 2017, pág. 9) (Sociedad Española de Ginecología y Obstetricia, 2014, pág. 2).

Efectos en la reproducción

Los miomas se asocian con infertilidad en un 5 a 10% de pacientes, su descubrimiento puede ser durante controles ecográficos o por síntomas que producen durante el embarazo. Miomas con más de 3 cm están asociados a efectos adversos durante el embarazo como presencia de hemorragia en el primer trimestre, ruptura prematura de membranas, presentación de nalgas, desprendimiento de placenta etc (Fabengres, 2002, pág. 3) (Sociedad Española de Ginecología y Obstetricia, 2014, pág. 2).

Estas alteraciones en la reproducción se deben a deformidad de la cavidad uterina lo cual va a dificultar el transporte del esperma, alteraciones en el endometrio y presencia de sangrado y coágulos lo cual interfiere en la implantación y alteración de la contractilidad del útero (Ortiz, 2009, pág. 6).

Diagnóstico diferencial

Diagnóstico diferencial de masas uterinas

Adenomiosis
Embarazo ectópico
Carcinoma endometrial
Pólipo endometrial
Endometriosis
Enfermedad metastásica
El embarazo
Carcinosarcoma uterino (considerado una neoplasia epitelial)
Fibras uterinas
Sarcoma uterino (leiomiosarcoma, sarcoma del estroma endometrial, tumor mesodérmico mixto)

Tabla 3. (De la Cruz, 2017, pág. 3)

Exámenes complementarios
Ultrasonido
Es el gold estándar para el diagnóstico de miomatosis, es de fácil acceso económico. El ultrasonido abdominal o transvaginal puede detectar miomas desde los 3 cm o mas y tiene una sensibilidad del 85% por lo que se recomienda emplear este medio de imagen en pacientes con sospecha miomatosis uterina (I-A) (Secretaria de salud, 2009) (Nonnez, 2016, pág. 13).

Las imágenes ecográficas de los miomas van variar en cada paciente, pero en la mayoría de casos vamos a encontrar masas simétricas, bien definidas, hipoecoicas y heterogéneas, también pueden ser hiperecoicas en sitios de calcificación y hemorragia y anecoica en lugares de degeneración quística (Parker, 2007, pág. 6).

Histeroscopia
Método de imagen usado para diferenciar entre pólipos y miomas intracavitarios, se recomienda emplearlo cuando estudios de imagen previos no dan un diagnóstico concluyente (I-A) (Secretaria de salud, 2009, 13) (Donnez, 2016, pág. 4)

En pacientes con factores de riesgo para hiperplasia endometrial, se puede utilizar la histeroscopia junto con una biopsia de endometrio. En estudios realizados se evidencia que se lo puede realizar de manera ambulatoria y no es necesario usar anestesia (Hernández, 2017, pag.10)

Resonancia Magnética

Examen de imagen que tiene la mayor sensibilidad y especificidad, por lo cual se recomienda su uso en casos específicos en dificultad diagnóstica o investigación (I-A) (Secretaria de salud, 2009, pág. 14).

La resonancia magnética es la que da una mejor visión del mioma, además que indica con mejor precisión el lugar, tamaño y cantidad de miomas, con este tipo de examen podemos identificar la vascularidad del mioma su relación con la cavidad endometrial, la superficie serosa y los límites con el endometrio sano, también nos permite diferenciar entre leiomiomas, adenomatosis y sarcomas, su limitante es su alto costo (Hernández, 2017, pág. 10)

Tratamiento

En mujeres sintomáticas el tratamiento va a ir dirigido a controlar los principales síntomas como es el sangrado uterino, presión y dolor. (Sociedad Española de Ginecología y Obstetricia, 2014, pág. 4-5)

Hay diferentes modelos de tratamientos propuestos dentro de los cuales tenemos el quirúrgico como tratamiento definitivo, tratamiento farmacológico con una variedad de medicamentos y por último tenemos el manejo expectante (Sociedad Española de Ginecología y Obstetricia, 2014, pág.5)

Manejo expectante

Esta opción de manejo la podemos emplear en aquellas mujeres que presentan miomatosis sin evidencia de anemia ni metrorragia y su cuadro clínico se presentó cerca de la menopausia ya que se ha observado que en esta etapa entre el 3 a 7% de miomas retroceden en un periodo de tiempo de 6 meses a 3 años. Por el riesgo de malignidad se prefiere realizar un seguimiento rutinario en mujeres asintomáticas. (Sociedad Española de Ginecología y Obstetricia, 2014, pág. 5) (De la Cruz, 2017, pág. 3).

Tratamiento farmacológico
Estrógenos y gestágenos
Son considerados como primera línea los anticonceptivos combinados o solo de gestágenos en pacientes con clínica de sangrado anormal que presenten o no miomas (III-C). Los anticonceptivos orales pueden prevenir la aparición de nuevos miomas (Sociedad Española de Ginecología y Obstetricia, 2014, pág. 5) (Hernández, 2017, pág. 14).

Análogos de la hormona liberadora de gonadotropinas
Se ha visto que el uso de estos medicamentos en miomatosis uterina disminuye significativamente el tamaño de estos en un 35% a 60%, estos producen efectos adversos como el hipoestrogenismo. Se recomienda el empleo de análogos de la hormona liberadora de gonadotropinas, pero que no sea por un periodo mayor de 6 meses por sus efectos adversos en pacientes que van a ser sometidos a una miomectomía (I-A) (Secretaria de salud, 2009, pág. 14).

Estas drogas lo que hacen es regular la baja los receptores de GnRH en la hipófisis, esto a su vez hace que bajen los niveles de hormona folículo estimulante (FSH), hormona luteinizante (LH) y esteroides ováricos, esto lleva a un aumento de inicial que produce hiperestrogenismo y posterior a un hipoestrogenismo (Hernández, 2017, pág. 14).

Medicamentos antiinflamatorios no esteroideos
Estos fármacos van a disminuir la pérdida de sangre, pero en menor cantidad en comparación con el sistema intrauterino liberador de levonorgestrel o ácido tranexámico a los tres meses, además produce una disminución del dolor. Se recomienda el empleo de estos fármacos en pacientes con clínica leve y o que están a la espera de un tratamiento definitivo (II-B) (De la Cruz, 2017, pág. 4) (Secretaria de salud, 2009, pág. 15)

Dispositivos endouterinos de progestágenos
El uso de dispositivos intrauterinos se debe indicar en pacientes con riesgo quirúrgico elevado, en mujeres perimenopausicas o en aquellas que desean mantener su útero, se ha visto que estos dispositivos de progestágenos ayudan a disminuir el sangrado en un 85% a los 3 meses, además ayuda a

mejorar el hematocrito, la ferritina y la hemoglobina pero se ha visto que la expulsión es más alta en comparación con mujeres que no tienen miomas (II-B) (Sociedad Española de Ginecología y Obstetricia, 2014, pág. 6) (Sociedad Española de Ginecología y Obstetricia, 2014, pág. 5).

Tratamiento Quirúrgico
Las indicaciones para un tratamiento quirúrgico son:
• Sangrado uterino anormal que no responde a tratamiento conservador.
• Alto nivel de sospecha de malignidad.
• Crecimiento posterior a la menopausia.
• Infertilidad cuando existe distorsión de la cavidad endometrial u obstrucción de la trompa uterina.
• Pérdida gestacional recurrente por distorsión de la cavidad endometrial.
• Presión y dolor pélvico que interfieran con la calidad de vida.
• Síntomas del tracto urinario, como frecuencia y/o obstrucción.
• Deficiencia de hierro y anemia secundaria a pérdida sanguínea crónica (Ortiz, 2009, pág. 9)

Histerectomía
Es el tratamiento tradicional y definitivo en aquellas mujeres que ya no tienen deseo de procreación con resolución de los síntomas de manera permanente por lo que se recomienda ofrecer este tratamiento en estas pacientes (I-B). Hay dos maneras de abordaje vaginal y abdominal la misma que puede ser laparoscópica y laparotomica (Secretaria de salud, 2009, pág. 16) (Sociedad Española de Ginecología y Obstetricia, 2014, pág. 6).

La morbilidad es del 3% y la mortalidad es de 1 a 2 por cada 1000 histerectomías. Las complicaciones son del 40 a 50 % si se incluye las menores. Se acepta que se emplee este tratamiento quirúrgico en pacientes que presenten miomas sintomáticos con sangrado significativo, dolor, presión, o anemia y en mujeres cuya terapia sea refractaria a la terapia. (Ortiz, 2009, pág. 9) (Secretaria de salud, 2009, pág. 15)

Miomectomía
Es el tratamiento de elección en pacientes que quieren conservar su útero y con deseo genésico, existe algunas vías de abordaje como la laparotomía,

laparoscopia, histeroscopia (en miomas submucosos) o vía vaginal (Sociedad Española de Ginecología y Obstetricia, 2014, pág. 7).

La miomectomía por histeroscopia es considerada como primera línea para el manejo quirúrgico conservador en pacientes con miomas (submucosos o pediculados) intracavitarios sintomáticos por lo cual se recomienda en este tipo de pacientes (I-B). Esta técnica tiene las siguientes indicaciones: sangrado uterino, historia de pérdidas gestacionales recurrentes, infertilidad y dolor. Sus contraindicaciones son: cáncer endometrial, infección del tracto reproductivo bajo, imposibilidad de distender la cavidad uterina, y miomas submucosos tipo II. Las posibles complicaciones pueden ser sangrado que es poco probable que ocurra, perforación de útero por el empleo de instrumental mecánico, sobrecarga de líquidos y adhesiones uterinas que puede llegar a un síndrome de Asherman (Ortiz, 2009, pág. 10-11) (Secretaria de salud, 2009, pág. 16).

Miomectomía laparoscópica es recomendada para miomas subserosos de pequeños elementos (II). Se debe excluir a pacientes con pequeños miomas que puedan pasar desapercibidos durante la cirugía. Las complicaciones que se han identificado son edema pulmonar, adherencias las cuales son frecuentes, riesgo de 2 a 8% de convertirse a miomectomía abierta, fistulas uteroperitoneales, y en caso de un futuro embarazo riesgo de producirse una ruptura uterina (Ortiz, 2009, pág. 10-11) (Secretaria de salud, 2009, pág. 16).

La embolización de la arteria uterina
Esta técnica lo que hace es impedir el paso de sangre a los miomas lo cual va a llevar a un infarto de los mismos y como resultado reducción del tamaño. Es un tratamiento quirúrgico que reduce la hemorragia uterina, síntomas de compresión y problemas de infertilidad mediante la reducción del tamaño del mioma, por lo cual se recomienda como alternativa en algunos casos (I-A) (Ortiz, 2009, pág.11) (Secretaria de salud, 2009, pág.16).

1. Valencia, M., Valerio-Castro, E., Tercero-Valdez, C. L., Barrón-Vallejo., Luna-Rojas, R. M. (2017). Miomatosis uterina: implicaciones en salud reproductiva. Ginecología y Obstetricia de México, 85(9), 611-633. https://www.medigraphic.com/pdfs/ginobsmex/gom-2017/gom179h.pdf

2. Guía de Práctica Clínica Para Diagnóstico y Tratamiento de Miomatosis Uterina. México: Secretaria de Salud; 2009. http://www.cenetec.salud.gob.mx/descargas/gpc/CatalogoMaestro/082_GPC_Miomatosisuterina/MIOMATOSIS_EVR_CENETEC.pdf

3. Fábregues, F., Peñarrubia, J. Mioma uterino. Manifestaciones clínicas y posibilidades actuales de tratamiento conservador. (2002). Medicina Integral, 40(5), 190-5. https://www.elsevier.es/es-revista-medicina-integral-63-articulo-mioma-uterino-manifestaciones-clinicas-posibilidades-13036877

4. Stewart, E. A., Cookson, C. L., Gandolfo, R. A., & Schulze-Rath, R. (2017). Epidemiology of uterine fibroids: a systematic review. BJOG: an international journal of obstetrics and gynecology, 124(10), 1501–1512. https://pubmed.ncbi.nlm.nih.gov/28296146/

5. Sparic, R., Mirkovic, L., Malvasi, A. y Tinelli, A. (2016). Epidemiología de los miomas uterinos: una revisión. Revista internacional de fertilidad y esterilidad, 9 (4), 424–435. https://www.ncbi.nlm.nih.gov/pmc/articles/PMC4793163/

6. Lorenzo, E. (2015). Utilidad del modulador selectivo de los receptores de progesterona ulipristal en el tratamiento del útero miomatoso [Tesis doctoral, Universidad Complutense de Madrid]. http://eprints.ucm.es/44930/1/T39325.pdf

7. Lasmar, R. B., Xinmei, Z., Indman, P. D., Celeste, R. K., & Di Spiezio sardo, A. (2011). Feasibility of a new system of classification of submucous myomas: a multicenter study. Fertility and sterility, 95(6), 2073–2077. https://pubmed.ncbi.nlm.nih.gov/21333985/

8. Sociedad Española de Ginecología y Obstetricia.)2014) Miomas uterinos(actualizadofebrerodel2013). Prog Obstet y Ginecol, 57(7), 312-324. https://www.sciencedirect.com/science/article/abs/pii/S0304501314001162?via%3Dihub

9. De La Cruz, M. S., & Buchanan, E. M. (2017). Uterine Fibroids: Diagnosis and Treatment. American family physician, 95(2), 100–107. https://pubmed.ncbi.nlm.nih.gov/28084714/

10. Ortiz, M., Matute, A., Martínez, N. (2009). Miomatosis uterina. An Med (Mex) 2009; 54 (4): 222-233. https://www.medigraphic.com/pdfs/abc/bc-2009/bc094h.pdf

11. Donnez, J. y Dolmans, MM (2016). Uterine fibroid management: from the present to the future, 22 (6), 665-686. https://doi.org/10.1093/humupd/dmw023

12. Parker W. H. (2007). Etiology, symptomatology, and diagnosis of uterine myomas. Fertility and sterility, 87(4), 725-736. https://doi.org/10.1016/j.fertnstert.2007.01.093

CAPÍTULO 10

Jacqueline Paola Olmedo Cahuasquí
Enfermedad Pélvica Inflamatoria

Introducción

La Enfermedad inflamatoria pélvica (EPI) es un síndrome clínico que consiste en dolor abdominal bajo y flujo vaginal debido a una infección polimicrobiana ascendente de gérmenes procedentes del cérvix y que puede ir acompañado de afectación a órganos vecinos como:

• Endometrio (Endometritis)
• Trompas de Falopio (Salpingitis) - Ovarios (ooforitis)
• Miometrio (miometritis) - Serosa uterina y ligamentos anchos (parametritis)
• Peritoneo pélvico

Ocurre, de manera más común, por la adquisición de infecciones de transmisión sexual (ITS) y por infecciones con flora endógena que ascienden del tracto genital inferior a través del endocérvix. (Secretaria de salud de México, 2009)

Incidencia y Epidemiología

La EPI es una infección severa frecuente en mujeres entre 16-25 años en los países occidentales, cuyo diagnóstico debería ser considerado en toda mujer en edad reproductiva con dolor pélvico debido al gran impacto sociosanitario y económico tanto por su frecuencia como por la severidad de sus potenciales secuelas, que pueden aparecer incluso en la infección leve. (López, 2017)

En Estados Unidos se estima que cada año más de 1 millón de mujeres sufren un episodio de EPI aguda. Más de 100,000 mujeres quedan infértiles cada año como consecuencia de esta entidad y una gran proporción de los embarazos ectópicos se presentan asociados a eventos previos de EPI. (Ross, 2020). No se cuenta con información referente a la prevalencia e incidencia de la EPI en la población ecuatoriana.

Etiología

Si bien los patógenos más relacionados con la EPI son Neisseria gonorrhoeae y Chlamydia trachomatis, la infección que se produce en la EPI es polimicrobiana, habiéndose aislado microorganismos genitales aerobios (Streptococcus del grupo B, E. coli, Gardenella vaginalis, Micoplasma hominis), anaerobios (Peptoestreptococos, Bacteroides) y un 5% de los casos patógenos respiratorios (Haemophillus influenzae, Streptococcus pneumoniae, Streptococcus pyogenes)

Otros gérmenes implicados de forma menos frecuente son el Actinomyces en relación con la inserción de DIU. (Wiesenfeld, 2020)

Patogenia

La flora vaginal de la mayoría de las mujeres sanas y normales incluye una variedad de bacterias potencialmente patógenas, descritas anteriormente. En comparación con las especies dominantes, no patógenas, productoras de Lactobacillus, estos otros organismos están presentes en cantidades bajas y fluyen bajo la influencia de cambios hormonales (por ejemplo, embarazo, ciclo menstrual), método anticonceptivo, actividad sexual, prácticas de higiene vaginal y otras fuerzas aún desconocidas. (Srinivasan, 2012)

La mejor barrera protectora para el endometrio y tracto genital superior contra infecciones por la flora vaginal, es por medio del canal endocervical y el moco cervical. Cuando se lesiona el canal endocervical alterando esta barrera protectora, permite la infección de diversas zonas anatómicas como el cérvix, endometrio, trompas uterinas, ovarios, parametrios, peritoneo pélvico, y extragenital como la perihepatitis. La competencia inmunológica intrínseca de la mujer, el estado nutricional de la misma y la alteración de los mecanismos barrera de defensa como lo es el moco cervical, favorecen el ascenso de los distintos patógenos, y determinan en gran parte la susceptibilidad a la agresión bacteriana. (Barrantes, 2015)

Algunos casos de EPI y de absceso pélvico pueden ser consecuencia de instrumentación del tracto genital femenino. Los procedimientos como legrado uterino, inserción de un DIU, persuflacion, hidrotubacion o histerosalpingografía, pueden facilitar la contaminación del tracto genital superior por bacterias aerobias y anaerobias que son residentes normales de la vagina y el cérvix. También se puede producir EPI por continuidad de infecciones en órganos adyacentes, como apéndice y colon. Como resultado de esta infección ascendente que alcanza las trompas y de la reacción inflamatoria que se produce, van a ocurrir dentro de la trompa fenómenos de vasodilatación, trasudación de plasma y destrucción del endosalpinx con la consiguiente producción de un exudado purulento. En los primeros estadíos de la enfermedad, la luz de la trompa permanece abierta con lo cual se permite que este exudado salga por la fimbria hacia la cavidad pélvica, lo que produce peritonitis pélvica. Como resultado de esta inflamación peritoneal, las estructuras adyacentes como ovarios, ligamentos anchos, omento, intestino delgado, sigmoide y ciego se comprometen en el proceso inflamatorio. La tensión de oxígeno en estos tejidos inflamados y necróticos disminuye lo que favorece el crecimiento de flora anaerobia. La destrucción del tejido con la posterior degradación lleva a la formación de abscesos. (Delgado, 2014)

Factores De Riesgo

1.Edad inferior a 25 años: Las mujeres jóvenes, generalmente en la segunda o tercera década de la vida, son las más afectadas por esta enfermedad, lo cual parece depender de la alta prevalencia de las ETS.

2.Múltiples compañeros sexuales: Las mujeres con múltiples compañeros sexuales, tienen un riesgo mayor de 4.5 veces de padecer una EIP que las monogámicas. Se ha encontrado como factor de riesgo de mayor significación el tener un más de un compañero sexual en los treinta días previos a la infección, más que el número total de compañeros que hubiese podido tener en el transcurso de su vida.

3.Enfermedades de transmisión sexual: La presencia o historia de otras ETS aumenta el riesgo de padecer una EPI. Se ha encontrado que el antecedente de EPI gonocócica es un factor de riesgo para episodios subsecuentes de EIP no gonocócica.

4.No utilización de métodos de barrera: Éstos parecen disminuir el riesgo de hospitalización de EIP, al reducir el riesgo de padecer ETS.

5.Anticoncepción oral: Tienen un papel de protección frente a EPI-ETS, posiblemente, por las alteraciones que producen en el moco cervical, por la reducción del volumen y duración del sangrado menstrual y alteraciones de factores inmunológicos. Actualmente se piensa, que el papel protector de los ACO probablemente se haya sobreestimado, incluso se especula que favorece la colonización por clamidias. (Ross, 2020)

6.Dispositivos intrauterinos: El DIU incrementa el riesgo de padecer EPI en los primeros tres o cuatro meses de la inserción, por la manipulación.

7.Historia previa de EIP: Un tercio de las mujeres con EPI van a tener más de brote sucesivo, La segunda infección aparece en el primer año después del primer brote en la mitad de las pacientes. Son determinantes en la cronicidad del proceso: la falta de tratamiento de las parejas sexuales, la lesión tubárica residual, el tratamiento incompleto o la persistencia de las mismas conductas sexuales y factores de riesgo.

8.Historia de vaginosis o cervicitis: Diversos datos sugieren que la vaginosis bacteriana incrementa el riesgo de EIP asociada a gérmenes endógenos.

9.EPI iatrógena: Secundaria a distintas maniobras realizadas a nivel del tracto genital inferior y superior, facilitando el ascenso de gérmenes, como son el parto, legrado, inserción de DIU, histeroscopia, punción transvaginal, histerosalpingografía, etc. Para minimizar este porcentaje se propone la realización de una profilaxis antibiótica (tetraciclinas, cefalosporinas o macrólidos). (López, 2017)

Diagnóstico
Cuadro clínico
El dolor abdominal inferior es el síntoma de presentación cardinal en mujeres con EPI. El dolor abdominal suele ser bilateral y rara vez dura más de dos semanas. El carácter del dolor es variable y, en algunos casos, puede ser bastante sutil. La aparición reciente de dolor que empeora durante el coito o con movimientos bruscos puede ser el único síntoma de presentación de EPI. (Ross, 2020)

La mayoría de las mujeres con EPI tienen una enfermedad leve a moderada y sólo una minoría desarrolla peritonitis o absceso pélvico, que generalmente se manifiestan con dolor más intenso, mayor sensibilidad en el examen y características sistémicas como fiebre.

El sangrado uterino anormal (sangrado postcoital, sangrado intermenstrual, menorragia) ocurre en un tercio o más de las pacientes con EPI. Otras quejas no específicas incluyen frecuencia urinaria y flujo vaginal anormal.

Examen físico
La mayoría de las mujeres con EPI presentan dolor abdominal a la palpación,

mayor en los cuadrantes inferiores, que pueden ser simétricos o no. La sensibilidad de rebote, la fiebre y la disminución de los ruidos intestinales generalmente se limitan a las mujeres con EPI más grave.

El movimiento cervical agudo, la sensibilidad uterina y anexial en el examen pélvico bimanual son la característica definitoria de la EPI sintomática aguda. La secreción endocervical purulenta y / o vaginal también es común. Sin embargo, la lateralización significativa de la sensibilidad anexial es poco frecuente en la EPI leve a moderada. (Delgado, 2014)

Se han adoptado los siguientes criterios clínicos para el diagnóstico de la EPI:

Criterios De Sweet	
Criterios mayores	**Criterios menores**
1.Historia o presencia de dolor abdominal en hipogastrio o hemiabdomen inferior, generalmente a la palpación 2.Dolor a la movilización del cérvix durante la exploración clínica 3.Dolor a la palpación de anexos, a la exploración clínica 4.Ecografía no sugestiva de otra patologia	1.Temperatura > de 38 ºC 2.Leucocitosis > 10.500 3. VSG elevada 4.Proteína C reactiva elevada 5.Exudado purulento endocervical con abundantes piocitos al examen microscópico 6.Infección cervical documentada por N. gonorrhoeae y/o C.trachomatis

Fuente: (Chakco, 2020)

Para el diagnóstico clínico se requiere presencia de todos los criterios mayores y al menos un criterio menor dando una sensibilidad y especificidad del 65%. (Muller, 2015).

Se puede diagnosticar y clasificar la EPI según las características clínicas de la enfermedad en tres diferentes grados:
- **Grado I:** cuando la enfermedad es no complicada, sin masas ni signos de irritación del peritoneo.
- **Grado II:** enfermedad complicada (ya sea masa o abscesos que involucran ovarios y/o trompas uterinas) y tienen agregado signos de irritación peritoneal.
- **Grado III:** ya se encuentra diseminada a estructuras fuera de la pelvis y con respuesta sistémica.

Diagnóstico Diferencial

El diagnóstico diferencial de EPI es amplio e incluye otras patologías pélvicas, procesos del tracto urinario y trastornos del tracto gastrointestinal. (Ross, 2020)

Diagnóstico	Características sugerentes
Embarazo ectópico	Historia de menstruaciones pérdidas, prueba de embarazo positiva
Quiste ovárico ruptura / torsión	Aparición repentina de dolor intenso
Endometriosis	Dolor cíclico o crónico.
Cistitis	Frecuencia urinaria y / o disuria
Apendicitis	Dolor localizado en la fosa ilíaca derecha, vómitos
Diverticulitis	Síntomas intestinales en mujeres mayores.
Síndrome del intestino irritable	Dolor abdominal generalizado, estreñimiento, diarrea.
Dolor funcional	Otras causas han sido excluidas

Fuente: elaborado por autor

Complicaciones

Un tratamiento pronto y adecuado puede ayudar a prevenir las complicaciones causadas por la EPI, tal como el daño permanente a los órganos femeninos. Sin embargo existe una serie de complicaciones que amenazan la vida de éstas pacientes; entre las que cabe mencionar: la esterilidad, embarazo ectópico, dolor pélvico crónico, síndrome Fitz-Hugh-Curtis y la mortalidad como el peor desenlace que puede generar dicha patología. (Barrantes, 2015)

Criterios de Hospitalización

Se ha establecido que las pacientes con Enfermedad pélvica inflamatoria requieren ingreso hospitalario cuando están en grados II y III, también pueden quedar hospitalizadas si cumplen alguna de las siguientes situaciones. (Chakco, 2020)

• Enfermedad clínica grave (fiebre alta, náuseas, vómitos, dolor abdominal intenso)
• EPI complicada con absceso pélvico (incluido el absceso tubo-ovárico)
• Posible necesidad de evaluación diagnóstica invasiva para una etiología alternativa (p. Ej., Apendicitis o torsión ovárica) o intervención quirúrgica por sospecha de un absceso tubo-ovárico roto
• Incapacidad para tomar medicamentos orales debido a náuseas y vómitos
• El embarazo
• Falta de respuesta o tolerancia a los medicamentos orales.
• Preocupación por la no adherencia a la terapia.

Exámenes Complementarios

Recomendaciones	Nivel de evidencia / Grado de recomendación
1.Hemograma: La leucocitosis > de 10000 aparece en menos de las dos terceras partes de las pacientes con EPI.	Buena práctica
2. Bioquímica general: VSG, PCR (más específica), se eleva antes que la VSG y aparece aumentada en el 80% de los casos	IIb
3.Test de gestación: Descartar embarazo ectópico como causa de los síntomas. La presencia de EPI en gestantes es criterio de ingreso hospitalario.	Buena práctica
4. Sedimento y cultivo urinarios: descartar infección del tracto urinario.	Buena práctica
5.Microbiología: -Exudado vaginal: La toma de muestra se hará en el fondo de saco de Douglas, determinando vaginosis por Gardenella vaginalis o Tricomonas mediante un examen en fresco - Exudado endocervical: Presencia de N. gonorrhoeae y/o C.trachomatis ya sea por cultivo o por prueba de amplificación de ADN (esta última no se dispone en el país).	III b
Es importante que siempre se realice una Tinción de Gram para demostrar la presencia de diplococos intracelulares sugestivos de gonococo.	B
6.Serología para VIH y Sífilis.	Buena práctica

7. Ecografía pélvica (transvaginal o abdominal): Es de utilidad para detectar la presencia de una masa, un absceso tuboovárico, colecciones, hidro o piosalpinx o líquido en Douglas.	III
8. Laparoscopia: Ha representado la prueba "Gold estándar "del diagnóstico, aunque tiene algunas limitaciones. Es muy útil en la investigación clínica, pero para la práctica asistencial hay que considerar los riesgos y el coste que supone su realización, ponderando sus indicaciones. Permite el drenaje de colecciones, obtención de muestras, visualización de la pelvis y anejos y permite establecer el diagnóstico diferencial con otras entidades. Biopsia de endometrio: la presencia de células plasmáticas sugiere EPI. Ambas pruebas diagnósticas estarán indicadas en casos seleccionados como un diagnóstico dudoso o fracaso del tratamiento, ya que proporcionan el diagnóstico definitivo de EPI.	C

Fuente: (Secretaria de salud de México, 2009)

Prevención

Los tres niveles de enfoque preventivo de EPI y sus secuelas son:

Prevención primaria: incluye evitar la exposición a enfermedades sexualmente transmitidas o la adquisición de infección después de exposición.

1. Desarrollando una educación sexual efectiva dirigida a evitar las conductas sexuales riesgosas.
2. Capacitando al personal sanitario para identificar a los jóvenes con comportamiento sexual riesgoso y actuar sobre estos.

Prevención secundaria: una vez adquirida la enfermedad de transmisión sexual, se enfoca hacia la detección de la infección, tratamiento adecuado de la paciente y de su compañero sexual.

Prevención terciaria: orientada a prevenir las secuelas de la infección del tracto genital superior (disfunción tubárica u obstrucción).

Tratamiento

Una variedad de esquemas de tratamiento antibiótico ha demostrado ser efectivos en lograr una curación clínica y microbiológica. Se debe tener en cuenta el costo, la biodisponibilidad, la sensibilidad antimicrobiana y la aceptación del paciente. Sin embargo, el tratamiento no se circunscribe solamente al manejo antibiótico, sino que en los últimos años ha recibido valioso aporte de la laparoscopía, la cual se ha convertido en el procedimiento de mayor valor diagnóstico de la EPI así como de gran importancia en el tratamiento quirúrgico. (López, 2007)

El manejo laparoscópico permite realizar: lisis de adherencias (acuadisección), drenaje del absceso (con toma de cultivos), excisión de los tejidos infectados o necróticos e irrigación de la cavidad peritoneal.

A continuación, se presenta una guía de tratamiento empírica antimicrobiana. (Wiesenfeld, 2020), (Secretaria de salud de México, 2009) (Evidencia IIa)

Tratamiento ambulatorio	Tratamiento hospitalario
Régimen A	**Régimen A**
Ceftriaxona 250 miligramos intramuscular (1 sola dosis) + Doxiciclina 100 miligramos vía oral cada 12 horas por 10 a 14 días + Metronidazol 500 miligramos vía oral cada 12 horas por 10 a 14 días	Cefoxitina 2 gramos intravenoso cada 6 horas Ó Cefotetan 2 gramos intravenoso cada 12 horas + Doxiciclina 100 miligramos vía oral cada 12 horas
Régimen B	**Régimen B**
Ofloxacino 400 miligramos vía oral cada 12 horas por 10 a 14 días + Metronidazol 500 miligramos vía oral cada 12 horas por 10 a 14 días ó Clindamicina 450 miligramos vía oral 4 veces al día por 10 a 14 días	Clindamicina 900 miligramos endovenoso cada 8 horas + Gentamicina (5 miligramos por kilogramo de peso) cada día

Régimen alternativo	Si la paciente se encuentra afebril
Ceftriaxona 250 miligramos intramuscular (1 sola dosis) + Azitromicina 1 gramo (una dosis) y repetir dosis en 7 dias	por 48 horas con estabilidad clínica se podría dar de alta y continuar tratamiento ambulatorio con: Doxiciclina 100 miligramos vía oral cada 12 horas por 10 a 14 días
Tratamiento para pareja	+
Ceftriaxona 250 miligramos intramuscular (1 sola dosis) + Azitromicina 1 gramo (una dosis)	Metronidazol 500 miligramos vía oral cada 12 horas por 10 a 14 días

El Cefotetan y Cefoxitina no se comercializan en Ecuador y no están incluidos en el Cuadro Nacional de Medicamentos Básicos. Sin embargo, existen en el país medicamentos con eficacia similar para el tratamiento de EPI. Los aminoglucósidos más comúnmente utilizados en ginecología son: gentamicina y amikacina principalmente útiles contra a. bacilos aerobios Gramnegativos. (Buena práctica)

1.Barrantes, S. (2015). Enfermedad Inflamatoria Pélvica. Obtenido de REVISTA MEDICA DE COSTA RICA Y CENTROAMERICA LXXII: https://www.medigraphic.com/pdfs/revmedcoscen/rmc-2015/rmc151u.pdf

2.Chakco, M. (Mayo de 2020). Pelvic inflammatory disease: Clinical manifestations and diagnosis. Obtenido de Uptodate: https://www.uptodate.com/contents/pelvic-inflammatory-disease-clinical-manifestations-and-diagnosis?search=enfermedad%20pelvica%20inflamatoria&source=search_result&selected Title=2~150&usage_type=default&display_rank=2#H9

3.Delgado, V. (2014). ENFERMEDADES PÉLVICAS INFLAMATORIAS EN MUJERES DE ENTRE 14 Y 54 AÑOS . Obtenido de REPOSITORIO PUCE : https://repositorio.pucese.edu.ec/bitstream/123456789/292/1/DELGADO%20QUINONEZ%20VERONICA%20VIVIANA.pdf

4.Lopez, A. (2007). Enfermedad Inflamatoria Pélvica: Tratamiento clínico y quirúrgico. Revista Peruana de Ginecología y Obstetricia , 240-247.

5.López, E. (2017). ENFERMEDAD INFLAMATORIA PÉLVICA. Obtenido de Junta de Andalucía España: http://www.sspa.juntadeandalucia.es/servicioandaluzdesalud/hinmaculada/web/servicios/tcg/documentos/Protocolos/Para%20Medicos%20A.P/E.I.P..pdf

6.Muller, E. (2015). ENFERMEDAD INFLAMATORIA PELVICA CAPITULO IV. Obtenido de Departamento de Ginecología y Obstetricia de la Universidad Nacional de Colombia: http://www.aibarra.org /Apuntes/criticos/Guias /Genitourinarias-ginecologia/Enfermedad_pelvica_inflamatoria.pdf

7.Ross, J. (Mayo de 2020). Pelvic inflammatory disease: Pathogenesis, microbiology, and risk factors. Obtenido de Uptodate: https://www.uptodate.com/contents/pelvic-inflammatory-disease-pathogenesis-microbiology-and-risk-factors?search=enfermedad%20pelvica%20inflamatoria&source=search_result&selected Title=3~150&usage_type=default&display_rank=3

8.Secretaria de salud de México. (2009). Diagnóstico y Tratamiento de la Enfermedad Inflamatoria Pélvica en Mujeres Mayores de 14. México: CENETEC.

9.Srinivasan, S. (Junio de 2012). Bacterial Communities in Women With Bacterial Vaginosis: High Resolution Phylogenetic Analyses Reveal Relationships of Microbiota to Clinical Criteria. Obtenido de PubMed: https://pubmed.ncbi.nlm.nih.gov/22719852/

10.Wiesenfeld, H. (Mayo de 2020). Pelvic inflammatory disease: Treatment in adults and adolescents. Obtenido de Uptodate: https://www.uptodate.com/contents/pelvic-inflammatory-disease-treatment-in-adults-and-adolescents?search=enfermedad%20pelvica%20inflamatoria&source=search_result&selected Title=1~150&usage_type=default&display_rank=1

CAPÍTULO 11

Alex Bladimir Chungandro Villacrés

Screening De Cáncer De Cérvix

Introducción

El cáncer de cérvix es uno de los problemas de salud más importantes para las mujeres del mundo, es el segundo cáncer más frecuente a nivel mundial. Alrededor del 80% de los casos ocurren en países en vías de desarrollo. Anualmente fallecen por esta causa alrededor de 250.000 mujeres. América Latina es la segunda región más afectada por esta patología. Es frecuente encontrar que alrededor del 80% de la población femenina de áreas rurales y urbanas marginales nunca se han realizado un examen de pesquisa (Ministerio De Salud Pública Y Asistencia Social de Guatemala., 2008).

El pico de incidencia ocurre entre la cuarta y quinta década de la vida con tendencia creciente en los últimos años en mujeres jóvenes. Por esta razón, los programas de tamizaje concentran sus esfuerzos en este grupo etario. También, se recomienda que se prioricen los tamizajes a las mujeres de mayor edad que nunca se hayan hecho un Papanicolaou, ya que más del 25% de los casos de cáncer cervical invasivo ocurren en mujeres mayores de 65 años; y entre el 40% a 50% de las mujeres que fallecen de cáncer cervical tiene más de 65 años (Murphy et al., 2012).

El Virus del Papiloma Humano es la infección de transmisión sexual más común a nivel mundial. A pesar de su alta prevalencia, muy pocas personas conocen que están infectadas, porque rara vez tienen síntomas. Mediante la biología molecular se ha evidenciado que la totalidad de cánceres cervicales se relacionan con una infección previa con uno o más de los subtipos oncogénicos de VPH, aunque la edad usual de mayor incidencia de infecciones es poco tiempo tras el inicio de relaciones sexuales, la progresión al cáncer cervical usualmente tarda entre 10 a 20 años. En algunos casos raros, las lesiones precancerosas progresan durante un intervalo más corto, sobre todo cuando coexisten varios factores de riesgo o una coinfección por VIH. Se argumenta que, en muchos de los casos, la infección activa es controlada por el sistema inmune y puede optar por la desaparición por completo o bien se vuelve latente. Aproximadamente la mitad de todos los cánceres presentan el subtipo 16 a nivel mundial, siguiéndole en frecuencia el 18 (Ferreccio, 2018).

Factores de Riesgo para Cáncer Cervical

A más del VPH existen ciertos factores de riesgo que favorecen la aparición del cáncer de cérvix. Entre los factores de riesgo más importantes se indican: inicio de vida sexual precoz (antes de 15 años), múltiples compañeros sexuales, número elevado de partos, desnutrición, tabaquismo, pobreza, higiene deficiente, inmunosupresión (VIH/SIDA o uso crónico de esteroides), exposición a otras enfermedades de transmisión sexual (Ferreccio, 2018).

Prevención del cáncer cervical

Conociendo que el VPH es la enfermedad de transmisión sexual más común en el mundo, y que el uso de preservativo no es efectivo para prevenir esta infección, debido a que el virus vive en las células escamosas que cubren el área púbica, en el recubrimiento interno de la vagina, el cérvix, en la uretra y el ano. Los condones no cubren todas estas áreas ni bloquean el contacto, por lo que durante las relaciones sexuales incluso usando condón las células epiteliales que contienen el VPH pueden entrar en contacto con la vulva o vagina de una mujer permitiendo que el virus llegue al cérvix. Sin embargo, el uso del condón debe ser recomendado por su innegable protección de otras enfermedades (Naranjo et al., 2017).

Vacunación contra el Virus del Papiloma Humano

Actualmente se dispone de dos vacunas profilácticas para HPV, una bivalente, para los genotipo 16 y 18, y otra cuadrivalente, para los genotipos 6, 11, 16 y 18. Estas vacunas están compuestas por partículas semejantes a los virus nativos (VLPs), que carecen de capacidad infecciosa, replicativa y oncogénica al no poseer ADN viral. Cada VLP está constituido por 72 pentámeros de la proteína L1, de la cápside viral. Ambas vacunas tienen indicación exclusivamente profiláctica, careciendo de efecto terapéutico sobre cualquier enfermedad ocasionada por HPV (Guías Clínicas AUGE Cáncer Cérvico Uterino, 2015).

Ambas vacunas han demostrado una elevación rápida e intensa de los títulos de anticuerpos después de una dosis adicional. La respuesta es al menos diez veces mayor que la de la inmunidad natural y es mayor a menor edad de vacunación.

Respecto a la seguridad de la vacuna todos los estudios muestran perfiles de seguridad aceptables. En estudios con nivel de evidencia 1 y 3, no se encontraron diferencias entre grupos vacunados y no vacunados, las reacciones adversas se dieron en el lugar donde se inyectó y fueron transitorias y de intensidad leve o moderada. No se han reportado eventos adversos sistémicos graves con su administración (Vargas-Hernández, Vargas-Aguilar, & Tovar-Rodríguez, 2015).

Se ha demostrado que las vacunas tienen niveles de eficacia superior al 90% para prevenir las infecciones por HPV vacunales y las lesiones cervicales precancerosas asociadas a virus vacunales(Vargas-Hernández et al., 2015).

Se recomienda realizar la vacunación preferentemente entre edades de 9 a 11 años, dado que las mujeres vacunadas antes de los 14 años alcanzan títulos de anticuerpos significativamente mayores que las vacunadas a mayor edad (Directrices de la OPS/OMS sobre tamizaje y tratamiento de las lesiones precancerosas para la prevención del cáncer cervicouterino, 2013).

Estudios actuales para ambas vacunas reportan que esquemas de dos dosis administradas a niñas de 9 a 13 años no fue inferior a esquema de tres dosis administrado a mujeres de 16 a 26 años. En la actualidad, la OMS recomienda un esquema de dos dosis para niñas menores de 15 años.

Pruebas de tamizaje

La existencia de un programa de tamizaje protege a las mujeres en riesgo. Varios estudios de casos y controles han encontrado que el riesgo de desarrollar cáncer cervical es de 3 a 10 veces mayor en mujeres que no han sido tamizadas y que este aumenta según el tiempo transcurrido después del último examen de pesquisa realizado (Ministerio De Salud Pública Y Asistencia Social de Guatemala., 2008).

A la fecha la mayoría de esfuerzos para prevenir este cáncer se han enfocado en el tamizaje de mujeres de mayor riesgo usando la prueba de Papanicolaou y tratando las lesiones pre cancerosas. Las áreas geográficas donde el tamizaje es de calidad y la cobertura de la población es mayor del 80%, se ha logrado reducir la incidencia del cáncer cervical hasta en un 90%. La importancia del diagnóstico temprano se debe no solo a la detección de lesiones pre invasivas, sino que también de enfermedad invasiva. La sobrevida de una paciente con cáncer invasivo del cérvix depende del estadio en el momento del diagnóstico. Esta es de 88% a los 5 años para mujeres con enfermedad localizada al momento del diagnóstico, pero se reduce a solo 13% para aquellas con enfermedad distante. Las mujeres a quienes se debe dirigir la realización de la prueba de tamizaje son las que están en el grupo de riesgo mencionado en párrafos anteriores (Murphy et al., 2012a).

La prueba de papanicolaou

El Papanicolau (Pap) es un análisis que se usa para detectar el cáncer cervical y que se hace durante un examen pélvico. Tiene una alta sensibilidad (75%) y especificidad (95%). Con una tasa de resultados falsos negativos, señalados en la literatura mundial que varía de 5 a 55%, siendo necesario repetir el estudio para disminuir esta tasa a 1 al 2%. Por lo tanto, se debe practicar el Pap de acuerdo a algunas recomendaciones (Tabla 1). Es importante tener en cuenta la historia natural de cáncer cervical para decidir cuándo iniciar las pruebas de detección, la frecuencia con que éstas deben efectuarse y cuándo recomendar un tratamiento o seguimiento (Rodríguez et al., 2015).

Esta prueba consiste en obtener células del cuello del útero con una espátula o un cepillo muy pequeño. Para luego fijarlas y colorearlas sobre un portaobjetos en el laboratorio y ser estudiadas al microscopio. El PAP es un buen análisis ya estandarizado, pero puede que en algunas ocasiones no encuentre la displasia (Millones & Vega-gonzales, 2017).

Tabla 1.- Recomendaciones previo a la toma de la citología cervicovaginal
• Preferentemente será tomado en periodo sin menstruación o sangrado
• Posterior al parto, el momento recomendado es a partir de las ocho semanas
• No deben efectuarse duchas vaginales ni utilizar medicamentos dentro de la vagina en las 24 horas previas a la toma de la muestra
• El frotis será tomado antes del tacto vaginal.
• No realizar biopsia vaginal, cervical o endometrial ni extirpación de pólipos antes de tomar la muestra.

Fuente: elaborado por el autor.

El uso del PAP podrá obviarse en mujeres histerectomizadas, a discreción de la paciente y el médico, si la indicación de la misma no tuvo relación alguna con cáncer de cérvix o sus precursores y si ha tenido 2 citologías satisfactorias normales previamente en forma consecutiva. El tamizaje podrá ser descontinuado a los 65 años de edad discreción de la paciente y el médico si se cumplen los criterios descritos en la Tabla 2 (De Sanjosé, 2016).

Tabla 2.- Criterios para descontinuar el PAP a los 65 años.

1. La mujeres han sido regularmente tamizadas

2. Ha tenido dos muestras satisfactorias /normales en forma consecutiva

3. No ha tenido citologías anormales en los seis años previos

Fuente: Elaborado por el autor.

Se debe tener en cuenta algunas situaciones especiales para la realización del PAP. En mujeres con infecciones de transmisión sexual, si a una mujer no se le ha realizado el PAP en los últimos doce meses, este deberá efectuarse como parte del examen pélvico de rutina. Si el resultado del PAP es anormal, el seguimiento será brindado de acuerdo a las normas de prevención y control de cáncer uterino. En caso de mujeres con VIH, el PAP será tomado dos veces en el primer año posterior al diagnóstico; si los resultados son normales, la frecuencia será anual; en caso que el primer resultado sea anormal la paciente deberá ser referida a colposcopia de acuerdo a los hallazgos indicados en la Tabla 3 (Millones & Vega-gonzales, 2017).

Tabla 3.- Casos a ser referidos para evaluación colposcópica

1. Lesión escamosa intraepitelial de bajo grado (NIC I)

2. Lesión escamosa intraepitelial de alto grado (NIC II, III)

3. Carcinoma de células escamosas sin lesión visible

4. ASCUS persistente

5. AGUS

6. Inflamación severa persistente

7. Sospecha clínica de malignidad

8. IVAA sospechosa y/o positiva

Fuente: Elaborado por el autor.

La inspección Visual con Ácido Acético

Antes del advenimiento de los programas de tamizaje con Papanicolaou, los médicos solían realizar una simple inspección amplificada del cérvix para detectar anomalías. Durante la realización de esta prueba, se aplica ácido acético al 3-5% y se efectúa una inspección visual observando la reacción entre el ácido acético y las células cervicales. El ácido acético es absorbido por células inmaduras, haciendo que su citoplasma luzca borroso, como una nube. Esta reacción química se mira blanca al ojo humano, por lo que se le nombra como "acetoblanco". Al tejido muchas veces se le conoce como epitelio blanquecino. Las células escamosas y glandulares maduras no reaccionan de esta manera. Debido a los altos gastos e inconveniencia de los servicios de colposcopia, se inició la investigación para determinar si la investigación visual del cérvix sin magnificación podría utilizarse en combinación con la citología, para poder identificar de manera más eficaz y eficiente a las mujeres que verdaderamente requirieran colposcopia (Millones & Vega-gonzales, 2017).

Detección del ADN de los VPH-AR

Para el cribado del cáncer cervical se ha utilizado tradicionalmente la citología o prueba del Papanicolaou, sin embargo, su sensibilidad para detectar lesiones es baja, aproximadamente 55%. En comparación, la prueba de detección del ADN de los genotipos VPH-AR en muestras cervicales tiene una sensibilidad hasta del 96.6% para detectar lesiones precancerosas, aunque es menos específica que la citología. Sin embargo, el verdadero valor de la prueba de detección del ADN de los VPH-AR es su altísimo valor predictivo negativo cercano al 100% que permite espaciar los cribados con la seguridad de no desarrollar NIC 3 en por lo menos tres años y algunos autores aseguran que hasta 5 años. La prueba de VPH comienza a ser una herramienta de detección principalmente a partir de los 30 años de edad, a medida que baja la incidencia de las infecciones por VPH y el riesgo subyacente de que pueda ocurrir algo clínicamente importante es más alto cuando los resultados de la prueba de VPH son positivos (Amador et al., 2013).

La aplicación extensa del cribado por citología cervical ha reducido dramáticamente la incidencia y las muertes por cáncer cérvico-uterino en la mayoría de los países desarrollados. Ya que la infección aparece muchos años antes que la neoplasia, la prueba de detección de ADN del VPH ofrece la posibilidad de reducir mucho más la incidencia del cáncer si se aplica razonable y extensamente. Algunos de los usos reconocidos de la prueba del ADN del VPH incluyen el manejo de mujeres con citología que reporta células epidermoides atípicas de significado indeterminado (ASCUS), el seguimiento tras el tratamiento a modo de prueba de curación y el cribado rutinario basado en la población de las mujeres en riesgo. La mayoría de las estrategias de cribado del VPH demandan la prueba de ADN del VPH en mujeres mayores de 30 años, aunque algunos autores han sugerido recientemente que la prueba puede tener utilidad clínica para cribar a las mujeres a partir de los 25 años (Naranjo et al., 2017).

Las pruebas de VPH-ar, para la detección y prevención de lesiones precursoras de cáncer cervicouterino, comparadas con la citología, ofrecen de un 60 a un 70% de mayor protección contra el cáncer cervicouterino. Principalmente son eficaces en mujeres de 30 a 34 años de edad, y cuando se realiza cada 5 años ofrecen mayor protección que el Papanicolaou realizado con intervalos de 3 años. La incorporación de la prueba de VPH-ar en países desarrollados, en las estrategias de tamizaje para mujeres vacunadas, aún no ha sido determinada, aunque debe ser similar a la de mujeres no vacunadas. A corto plazo, la detección con prueba de VPH-ar será más barata y proporcionará mayor seguridad que el Papanicolaou convencional. A pesar de estos beneficios, los programas de salud pública tendrán problemas logísticos para el tamizaje. Problemas que incluyen qué tipo de prueba de VPH-ar se utilice, el determinar las edades e intervalos apropiados para la detección, el manejo de las mujeres VPH-ar positivas y garantizar la calidad, apego y aplicación de la prueba de VPH-ar en los programas de prevención del cáncer cervicouterino. La prueba de VPH-ar es más eficaz en la detección de lesiones intraepiteliales escamosas de alto grado y en la prevención del cáncer cervicouterino que la citología en mujeres mayores de 35 años; que el PAP o la inspección visual del cuello del útero con ácido acético, esto redujo la incidencia y tasa de mortalidad por cáncer cervicouterino avanzada en países en desarrollo (Murphy et al., 2012a).

Nueva orientación para la detección de cáncer cervicouterino

Las nuevas guías recomendadas por diferentes agrupaciones internacionales para la detección de cáncer cervicouterino recomiendan la prueba de VPH-ar en combinación con el Papanicolaou en mujeres de 30 a 65 años de edad como tamizaje para esta población (Ferreccio, 2018). Durante el seguimiento posterior a un PAP negativo, se ha demostrado que los intervalos de tamizaje a 5 años con prueba de VPH-ar son más seguros que los intervalos de 3 años con solo el PAP. Con estas recomendaciones, la proporción de adenocarcinomas cervicales disminuye alrededor del 40% en mujeres menores de 30 años; un 35% entre 30 y 34 años de edad; un 30% entre 35 y 49 años y, en mayores de 50 años, un 23% (Murphy et al., 2012b). La prevención de cáncer cervicouterino en mujeres en edad reproductiva es una prioridad, por lo que la detección con la prueba de VPH-ar debe iniciarse a la edad de 30 años. Las directrices señaladas han cambiado sustancialmente las prácticas de salud de las mujeres y toman en cuenta la infección por VPH y la historia natural del cáncer cervicouterino. La mayoría de las infecciones por VPH son transitorias, y sólo la persistencia de estas conduce al cáncer cervicouterino (Amador et al., 2013). La mayoría de mujeres, especialmente menores de 21 años de edad, eliminan la infección en 1 a 2 años. En mayores de 30 son más propensas a persistir, y las tasas de lesiones de alto grado se incrementan; pero la mayoría de las lesiones relacionadas con VPH-ar progresan lentamente a cáncer cervicouterino. Se necesita, en promedio, 3.7 años para que una lesión intraepitelial escamosa de alto grado progrese a cáncer cervicouterino.

Las nuevas directrices incluyen un inicio del tamizaje hacia los 21 años, independientemente de la conducta, los factores de riesgo y la edad de la primera relación sexual. Para las mujeres de 21 a 29 años de edad, el PAP se debe realizar cada 3 años, sin llevar a cabo la prueba del VPH-ar. Desde los 30 hasta los 65 años, prueba combinada (Papanicolaou y prueba de VPH-ar) cada 5 años. La prueba de VPH-ar es la recomendación preferida, pero la citología sola cada 3 años también es aceptable. En cambio, la prueba del VPH por sí sola no está indicada (Matos Berroa et al., 2015). Después de los 65 años de edad, las recomendaciones de detección futuras dependen del tamizaje previo. Cuando los resultados han sido negativos, estas mujeres no lo requieren y no es necesario el tamizaje de rutina. Un tamizaje previo negativo significa 3 resultados de Papanicolaou negativos consecutivos o 2 resultados de las pruebas combinadas negativas consecutivas en los últimos 5 años. Mujeres con antecedentes de NIC-2, NIC-3 o adenocarcinoma no pueden dejarse sin tamizaje a los 65 años y deben continuarla detección (Amador et al., 2013). En mujeres histerectomizadas, sin antecedentes de NIC-2 o superior, ya no se realiza tamizaje; en pacientes con NIC-2 o NIC-3 antes de la histerectomía, se mantiene el tamizaje con Papanicolaou cada 3 años durante 20 años, porque el cáncer recurrente se puede desarrollar en la cúpula vaginal incluso años más tarde. La prueba del VPH-ar en este entorno no está clara. Estas pautas de rutina no se aplican a mujeres con inmunosupresión, virus de la inmunodeficiencia humana positivo, las expuestas a dietilestilbestrol in útero, o con antecedentes de cáncer cervicouterino(Matos Berroa et al., 2015).

En la Tabla 4 se describen las diferentes recomendaciones de acuerdo al nivel de evidencia referentes al tamizaje uterino (Guías Clínicas AUGE Cáncer Cérvico Uterino, 2015) (Murphy et al., 2012a).

Tabla 4.- Recomendaciones de acuerdo a nivel de evidencia

Recomendaciones	Nivel de recomendaciones
Vacunar contra HPV a niñas entre 9 a 13 años en esquema de 2 dosis, 0 y 12 meses	A
No se recomienda realizar tamizaje a mujeres menores de 20 años ya que los daños potenciales del tamizaje a las mujeres es este grupo de edad son mayores que los beneficios	C
No se recomienda realizar tamizaje citológico a mujeres entre 20 y 24 años	A
Se recomienda realizar tamizaje con PAP a mujeres entre 25 y 64 años	C
Se recomienda mantener prevención secundaria (tamizaje) en la población vacunada	C
Se recomienda realizar tamizaje con PAP, a mujeres entre 25 y 64 años cada 3 años	C
Se recomienda suspender tamizaje en mujeres de 65 años o más años, cuando tengan un tamizaje previo adecuado	C
Se recomienda derivar a colposcopía a toda PAP positiva.	A
Se recomienda frente a un ASCUS realizar genotipificación VPH 16 y 18, o repetir PAP a los 6 meses. Frente a una genotipificación VPH 16 y 18 positiva o PAP repetida alterada referir a colposcopia	C

Se recomienda que todo ASC-H y AGUS referir colposcopía	C
A mujeres con HPV positivo con PAP negativo, se recomienda genotipificación VPH 16 y 18, o control a los 12 meses con VPH	C
Para lesiones histológicas NIC I (lesión de bajo grado) se recomienda la observación y seguimiento citocolposcópico cada 6 meses por dos años	C
En mujeres mayores de 25 años, se recomienda el tratamiento escisional a toda paciente con NIC II o III	B
En mujeres menores de 25 años con NIC II, se sugiere observación y seguimiento citocolposcópico cada 6 meses.	A
En mujeres menores de 25 años con NIC III, se recomienda tratar con procedimiento escisional.	A
En mujeres con lesiones NIC II y III tratadas, se recomienda seguimiento con PAP y colposcopia cada 6 meses por tres veces o realizar genotipificación viral 16 y 18 a los 12 meses.	C

1.Amador, C., López, J., Herrera, J., Tamariz, E., De la Torre, F., Barriga, F., & Mendoza, L. (2013). Genotipificación del Virus de Papiloma Humano de Alto Riesgo (VPH-AR) mediante PCR en pacientes de 25 a 34 años de edad con resultado de citología anormal. Archivos Médicos de Actualización En Tracto Genital Inferior, 15(9). Retrieved from http://www.medigraphic.com/pdfs/archivostgi/tgi-2013/tgi139d.pdf

2.De Sanjosé, S. (2016). Cambios en el cribado del cáncer de cuello uterino. Atencion Primaria, 48(9), 563–564. https://doi.org/10.1016/j.aprim.2016.10.001

3.Directrices de la OPS/OMS sobre tamizaje y tratamiento de las lesiones precancerosas para la prevención del cáncer cervicouterino. (2013). Directrices de la OPS/OMS. washington DC.

4.Ferreccio, C. (2018). New strategies for the prevention and control of cervical cancer in Chile. Salud Publica de Mexico, 60(6), 713–721. https://doi.org/10.21149/8577

5.Guías Clínicas AUGE Cáncer Cérvico Uterino. (2015). Santiago- Chile.

6.Matos Berroa, S., De los Santos Berrido, E., Reolid Martínez, R., Flores Copete, M., Ayuso Raya, M. C., Pérez López, N., & Escobar Rabadán, F. (2015). ¿Debemos redefinir la población diana en el cribado de cáncer cervical con la técnica de Papanicolaou? Clinica e Investigacion En Ginecologia y Obstetricia, 42(4), 150–156. https://doi.org/10.1016/j.gine.2014.02.002

7.Millones, J. A., & Vega-gonzales, E. (2017). Papanicolaou e inspección visual con ácido acético en la detección de lesiones intraepiteliales de alto grado del cuello uterino. Rev Int Salud Materno Fetal, 2(2), 8–13.

8.Ministerio De Salud Pública Y Asistencia Social de Guatemala. (2008). Manual para tamizaje de cáncer cervicouterino. OPS/OMS - Pan American Health Organization, p.46.

9.Murphy, J., Kennedy, E. B., Dunn, S., McLachlin, C. M., Kee Fung, M. F., Gzik, D., … Paszat, L. (2012a). Cervical Screening: A Guideline for Clinical Practice in Ontario. Journal of Obstetrics and Gynaecology Canada, 34(5), 453–458. https://doi.org/10.1016/S1701-2163(16)35242-2

10.Murphy, J., Kennedy, E. B., Dunn, S., McLachlin, C. M., Kee Fung, M. F., Gzik, D., … Paszat, L. (2012b). HPV Testing in Primary Cervical Screening: A Systematic Review and Meta-Analysis. Journal of Obstetrics and Gynaecology Canada, 34(5), 443–452. https://doi.org/10.1016/S1701-2163(16)35241-0

11.Naranjo, I., Rea, D., Rubio, J., Romero, L., Sañaicela Jessica, Vallejo, J., … Zabala, A. (2017). TEST de virus papiloma humano como método de screening primario para el diagnóstico de neoplasias de cérvix uterino. La Ciencia Al Servicio de La Salud, 8(1), 14. Retrieved from http://revistas.espoch.edu.ec/index.php/cssn/article/view/8%0Ahttp://revistas.espoch.edu.ec/index.php/cssn/article/view/8/8

12.Rodríguez, G., Caviglia, C., Alonso, R., Sica, A., Segredo, S., León, I., & Musé, I. (2015). Conocimientos, actitudes y prácticas sobre el test de Papanicolaou y estadificación del cáncer de cuello uterino. Revista Médica Del Uruguay, 31(4), 231–240.

13.Vargas-Hernández, V. M., Vargas-Aguilar, V. M., & Tovar-Rodríguez, J. M. (2015). Detección primaria del cáncer cervicouterino. Cirugia y Cirujanos (English Edition), 83(5), 448–453. https://doi.org/10.1016/j.circir.2014.09.001

CAPÍTULO 12

Patricia Cecilia Erazo Noguera
Patología Benigna Del Cuello Uterino

Introducción

El cuello uterino o cérvix es la porción inferior del útero, mide aproximadamente 2.5 a 3 cm de longitud en la mujer nuligrávida. Se puede dividir en ectocérvix, recubierto por células escamosas, y endocérvix, formado por células cilíndricas y glandulares. La zona de transición se conoce como unión pavimentoso-cilíndrica. (Mayoral y Rodríguez, 2014).

Patología Congénita
Defectos de los conductos Paramesonéfrico y Mesonéfrico

Los defectos de los conductos paramesonéfricos o de Müller son poco frecuentes. Pueden deberse a alteraciones en la formación, fusión o reabsorción de estos durante el desarrollo embrionario, siendo una causa rara de problemas ginecológicos durante la edad fértil. Esta alteración en el desarrollo normal mülleriano causa distintos grados de agenesia o hipoplasia del útero, cérvix y de los dos tercios superiores de la vagina. Puede presentarse cérvix doble, por falta de unión de los conductos de Müller, cérvix simple (unicollis) o cérvix tabicado (DeCherney, 2013). Clínicamente puede presentarse como dismenorrea, metrorragia, amenorrea primaria y asociarse a una masa abdomino-pélvica secundaria a hematocolpos. El conducto y los túbulos mesonéfricos sufren regresión pasiva en ausencia de testosterona, pueden encontrarse restos mesonéfricos vestigiales sin función conocida a lo largo de las paredes laterales del útero y del cérvix (Medina, Aguirre, Montecinos y Schiappacasse, 2015).

Erosión o Seudo- erosión Congénita

La seudo-erosión congénita del cuello uterino es la presencia de epitelio cilíndrico ectópico del canal cervical. Alrededor del labio externo del canal cervical se encuentra el límite entre el epitelio cilíndrico y plano. En la erosión congénita, el límite entre este tipo de epitelio se desplaza más allá del labio externo del cuello uterino (Abdullaiev et ál., 2018). Puede ser detectado fácilmente en el frotis y mediante colposcopía, apareciendo como una zona de hiperemia. Se encuentra relacionado con desórdenes hormonales (Ruíz, Jaramillo, Ruíz, y Pedraza, 1978).

Perforaciones

Las perforaciones cervicales se producen por maniobras instrumentales, como es el caso de los abortos provocados, dilataciones cervicales y raspados. Las micro-perforaciones pueden ser perjudiciales para la función reproductiva, así como causar incompetencia cervical (Ruíz, Jaramillo, Ruíz, y Pedraza, 1978).

Insuficiencia del Cuello Uterino

Se denomina cuello insuficiente o incompetente al acortamiento o dilatación cervical en ausencia de actividad uterina, siendo incapaz de ejercer su función. Puede detectarse únicamente durante el embarazo, entre la semana 14 y 24 de gestación. Se cree que su patogénesis se encuentra relacionada con debilidad de los tejidos cervicales (Millet, Sanchís, García y Leal, 2010). La menor longitud cervical medida por ecografía es utilizada como prueba diagnóstica de incompetencia cervical, siendo esta longitud menor o igual a 15mm, asociándose a parto pretérmino en el 50% de los casos. (Recomendación I-A) Es importante un diagnóstico precoz para mejorar el pronóstico de esta entidad (Miranda y Carvajal, 2003).

Desde la atención primaria de salud, la sospecha clínica, así como la valoración ecográfica son fundamentales para el diagnóstico de la insuficiencia cervical. Típicamente la paciente va a consultar por sensación opresiva en la vagina que es producida por la presión ejercida por las membranas sobre el cuello que se encuentra en proceso de dilatación. Es importante que el médico tome especial atención a los antecedentes ginecológicos y obstétricos, dentro de los que se puede mencionar abortos a repetición en el segundo trimestre de embarazo y dilatación cervical indolora sin metrorragias ni ruptura prematura de membranas (Barber, Eguiluz, Agüera, Alcover, Bolívar y Calvo, 2003).   De igual manera es importante conocer sobre los factores de riesgo que hayan podido generar incompetencia cervical, como parto distócico con uso de fórceps, dilataciones traumáticas por legrados, conizaciones, etc.

El uso del cerclaje cervical como tratamiento del cérvix incompetente es controvertido con respecto a quién y cuándo realizarlo. Se utiliza cerclaje por debajo de las 20 semanas de gestación, este puede ser electivo (profiláctico) cuando la paciente tiene antecedentes de parto pretérmino, (Recomendación I-B) o puede ser emergente cuando la paciente acude con dilatación cervical y prolapso de membranas sin contracciones uterinas, que indica alta probabilidad de parto. (Recomendación I-A) Es importante la búsqueda de signos inflamatorios en el cuello o cavidad amniótica para determinar en qué pacientes es útil este procedimiento (Millet, Sanchís, García y Leal, 2010).

Elongación del cérvix

En esta entidad, a la vez que el cuello uterino se alarga, también sufre adelgazamiento, quedando reducido a un cordón fino que se extiende desde la porción vaginal hasta el istmo. Esta elongación puede alcanzar grandes dimensiones, pudiendo ser mayor a 10 centímetros (Fargas Roca, 1910). Por lo general se encuentra asociado al prolapso de órganos pélvicos, como una disfunción del piso pélvico, por lo que la alteración en alguno de los 3 niveles de contención, como una lesión del músculo elevador del ano, aumenta el área del hiato urogenital y a su vez produce estiramiento y ruptura de los elementos de sostén, como las fascias y los ligamentos (Berger, Ramanah, Guire y DeLancey, 2012). Aproximadamente el 40% de las mujeres con prolapso de órganos pélvicos con predominio anterior tienen alargamiento cervical (David Cohen, 2013). Se ha observado que tanto el cérvix como el cuerpo del útero son más largos en mujeres con prolapso de órganos pélvicos, pero el cuello uterino sufre un alargamiento proporcionalmente mayor. La elongación del cérvix se encuentra relacionada con factores congénitos, alteraciones del colágeno, cirugías pélvicas previas, etc. (David Cohen, 2013).

El motivo de consulta frecuente es pesadez en región genital, sensación de masa que puede ser palpable, dolor lumbar y disfunción sexual. Se debe realizar el examen ginecológico en posición de litotomía y tratar de reproducir los síntomas y signos manifestados por la paciente. Junto a la valoración del grado de prolapso, se debe inspeccionar el cuello uterino para descartar lesiones debidas al descenso como erosiones, hemorragias o ulceraciones (Berger, Ramanah, Guire y DeLancey, 2012).

El alargamiento cervical juega un papel importante en la toma de decisiones clínicas que el médico debe tener en cuenta, como por ejemplo entre la histerectomía y la preservación uterina durante la reparación del prolapso de los órganos pélvicos o sobre los sitios de entrada peritoneal durante una histerectomía vaginal (Nosti, Gutman, Iglesia, Park, Tefera y Sokol, 2017) (Recomendación I-B).

Estenosis y Atresias

La estenosis y atresia del cuello uterino se definen como el estrechamiento patológico y la imperforación del cérvix, respectivamente. Estas patologías pueden ser parciales o completas, cuyos factores etiológicos pueden ser congénitos o adquiridos. Las secuelas pueden ser variadas y graves. La estenosis y atresia del cérvix puede ser mucho más importante de lo que se cree y descartarlas debería ser parte del examen ginecológico general (Scott, Galask y Yannone, 1971).

Las alteraciones congénitas se presentan por defectos en el desarrollo embrionario de los conductos de Müller, estos pueden ser ausencia, fusión lateral o vertical defectuosa, y defectos de reabsorción. El defecto de fusión lateral es el más común y se presenta cuando los conductos no se fusionan, uno de ellos no se forma o por la absorción del tabique intermedio. La reabsorción defectuosa del tejido entre los conductos de Müller fusionados forma un tabique uterino, que se extiende parcialmente o abarca todo el cérvix. El defecto más común de fusión lateral es un tabique (DeCherney, 2013). La fusión vertical indica fusión de los conductos de Müller con el seno urogenital. La ausencia de desarrollo de los conductos de Müller provoca agenesia del cuello uterino y del útero. Generalmente un doble cuello se asocia con un tabique vaginal longitudinal y es un claro ejemplo de la ausencia de fusión. En el defecto de reabsorción podemos ver un hemicuello individual o cérvix tabicado que está formado de un tabique muscular único que puede ser una extensión de un segmento uterino inferior o tabique vaginal (DeCherney, 2013).

Las alteraciones cervicales adquiridas se encuentran relacionadas con procedimientos instrumentales que generen traumatismo cervical. Puede observarse con el uso de fórceps durante el parto, ablación endometrial, cirugía cervical, durante una biopsia cervical en cono o con la presencia de adherencias por legrados. La estenosis y atresia cervical también se encuentran relacionadas a procesos infecciosos-inflamatorios como la cervicitis crónica. La agenesia cervical se encuentra relacionada en un 50% de los casos a endometriosis pélvica (Ruíz Castillo, Jaramillo, Ruíz Acevedo y Pedraza Gaitán, 1978).

El motivo de consulta frecuente en la atención primaria de salud son las alteraciones menstruales, pudiendo presentarse amenorrea primaria (estenosis

estenosis o atresia congénita), amenorrea posterior a procedimientos en el cérvix, dismenorrea, metrorragias e infertilidad. Además, puede presentarse hematómetra o piometra, que pueden causar distención uterina y una masa palpable a nivel pélvico (DeCherney, 2013).

El médico de atención primaria debe tener una alta sospecha basado en los síntomas y en la imposibilidad de toma de muestra endocervical, así como la incapacidad de introducir una sonda de 2mm de diámetro por el conducto cervical. El tratamiento tradicional de la estenosis cervical es la dilatación, pero se asocia con una alta tasa de recurrencia, por lo que es solo una solución temporal. (Recomendación I-B) El cérvix vuelve a ser estenótico con recurrencia de hematómetra. Las consecuencias de la terapia fallida son graves, pudiendo llegar a la histerectomía. Como terapias alternativas se puede utilizar catéter y stent cervicales temporales, estos pueden asociarse con infección uterina debido a la dilatación prolongada del cuello uterino. El uso de una barrera de adhesión absorbible en el canal cervical elimina algunas de estas posibles complicaciones. (Lucisano, D'Aries, Misasi y Ceci, 1992) (Recomendación I-B)

Cervicitis

La cervicitis es una entidad clínica que se caracteriza por la inflamación del cuello uterino, afecta al epitelio columnar de las glándulas endocervicales, así como también al epitelio escamoso del ectocérvix (Fernández y Lombardía, 2002).

Su etiología puede ser infecciosa o no infecciosa y puede ser aguda o crónica. La cervicitis aguda es causada por un agente infeccioso por lo general de transmisión sexual. La cervicitis crónica se encuentra relacionada con disminución del nivel de estrógenos y erosión gradual de la mucosa endocervical. (Ortiz-de la Tabla y Gutiérrez, 2019).

Cervicitis Aguda

No se conoce con exactitud la prevalencia de esta entidad, sin embargo, se estima que se encuentra entre el 20-40% de las pacientes atendidas en consultas de infecciones de transmisión sexual (Powell y Nyirjesy, 2020).

Cuando es posible documentar el origen infeccioso de la enfermedad, Chlamydia trachomatis y Neisseria gonorrhoeae son los organismos más comunes identificados, siendo el epitelio columnar que tapiza el canal endocervical una diana para estos patógenos. El epitelio escamoso del ectocérvix, contiguo a la mucosa vaginal, es más susceptible a los organismos asociados con la vaginitis como Trichomona vaginalis y Candida spp. (Ortiz-de la Tabla y Gutiérrez, 2019).

Mycoplasma genitalium puede ser causante de cervicitis, así como Gardnerella vaginalis y estreptococos del grupo A (Powell y Nyirjesy, 2020).

Las pacientes con cervicitis aguda pueden o no presentar síntomas. El motivo de consulta frecuente es flujo vaginal purulento o mucopurulento y sangrado intermenstrual o poscoital. También pueden presentarse síntomas inespecíficos como disuria, polaquiuria, dispareunia e irritación vulvovaginal (Fernández y Lombardía, 2002).

Cuando la paciente no presenta sintomatología, se debe realizar el diagnóstico mediante el examen físico, la importancia de su detección y tratamiento temprano radica en evitar el ascenso de la infección que pueda llevar a complicaciones como salpingitis, endometritis y enfermedad pélvica inflamatoria.

Desde la atención primaria de salud, es importante que el médico realice una historia clínica detallada orientada a la conducta sexual de la paciente: número de parejas sexuales, nueva pareja sexual, pareja sexual con otras parejas sexuales, uso de métodos de barrera, tipo de actividad sexual, parejas sexuales con infecciones de transmisión sexual e higiene vaginal.

Cuando se realiza el examen especular, se puede observar descarga mucopurulenta en el ectocérvix o exudado desde el canal endocervical y sangrado fácilmente inducible del cérvix mediante el roce con un algodón o hisopo de Dacron, que indica cuello friable (Powell y Nyirjesy, 2020).

El aspecto del cuello uterino puede variar dependiendo del organismo causal, por lo general la secreción mucopurulenta, el cuello friable y el edema son característicos de las infecciones por gonococo y clamidia. La presencia de hemorragias punteadas o colpitis macularis es indicativo de infección por T. vaginalis. Las lesiones vesiculares cervicales sugieren infección por el virus del herpes simple. La infección causada por M. genitalium puede presentarse sin signos visibles de inflamación (Ortiz-de la Tabla y Gutiérrez, 2019).

Posterior al examen especular debe realizarse el examen bimanual de los órganos pélvicos para descartar enfermedad pélvica inflamatoria, tener en cuenta siempre la presencia de sensibilidad a la lateralización cervical, dolor durante la compresión uterina o sensibilidad anexial como signos de alarma.

El diagnóstico de la cervicitis aguda es clínico, basándose en los hallazgos del examen especular: descarga mucopurulenta y cuello cervical friable. Puede realizarse si está disponible la prueba de amplificación de ácidos nucleicos mediante la toma de muestra en un hisopo del fluido vaginal. El diagnóstico diferencial de esta entidad debe realizarse con otras patologías como: vaginitis, vaginosis bacteriana, vaginitis inflamatoria descamativa y vaginitis atrófica.

El tratamiento se encuentra orientado a mejorar los síntomas y a impedir la infección de tracto genital superior. Puede utilizarse una terapia empírica o una terapia específica dirigida al organismo causal si es que se encuentra disponible los medios para la toma de muestra (Ortiz-de la Tabla y Gutiérrez, 2019).

Terapia Empírica

Posterior a la valoración inicial de la paciente, se debe administrar terapia antibiótica empírica que cubra tanto la gonorrea como la clamidia, debido a que la prevalencia de infección por estos patógenos es mayor. (Recomendación I-A) La paciente debe abstenerse de tener relaciones sexuales hasta completar el tratamiento (siete días después de un régimen de dosis única o después de completar un régimen de siete días). Se debe administrar tratamiento concomitantemente a la pareja sexual. El seguimiento está indicado a los 14 días si no hay mejoría sintomática (Ortiz-de la Tabla y Gutiérrez, 2019).

Terapia para Infecciones Específicas
Chlamydia Trachomatis
C. Trachomatis es el patógeno asociado más frecuentemente a mujeres con cervicitis, con una frecuencia de aislamiento que varía entre el 10 al 50%. Los regímenes recomendados de tratamiento para infecciones por Clamidia son azitromicina 1 gramo vía oral en dosis única o doxiciclina 100mg por vía oral dos veces al día por 7 días (Recomendación I-A) (Centros para el Control y Prevención de Enfermedades, 2015)

Neisseria Gonorrhoeae
El porcentaje de casos de cervicitis en mujeres relacionado a N. gonorrhoeae es muy variable dependiendo de la prevalencia de esta infección en la población estudiada. El régimen recomendado para infecciones gonocócicas es ceftriaxona 250 mg intramuscular en una dosis única más azitromicina 1 gramo por vía oral en dosis única. (Recomendación I-A) (División de Prevención de ETS, 2015)

Mycoplasma Genitalium
La frecuencia de este patógeno como agente causal de infecciones de transmisión sexual no es conocida debido a la dificultad para ser detectado. El tratamiento recomendado consiste en una dosis de azitromicina 1 gramo por vía oral (Recomendación I-A). (Centros para el Control y Prevención de Enfermedades-División de prevención de ETS, 2015).

Gardnerella Vaginalis
La vaginosis bacteriana constituye un desequilibrio en el microbiota vaginal, con sobrecrecimiento de bacterias anaerobias y disminución de especies de Lactobacillus productoras de peróxido de hidrógeno.

Los regímenes recomendados de tratamiento son metronidazol 500 mg por vía oral dos veces al día durante 7 días o Metronidazol en gel al 0,75%, un aplicador completo (5 g) por vía intravaginal, una vez al día durante 5 días. (Recomendación I-A) (Centros para el Control y Prevención de Enfermedades, 2015).

Trichomonas vaginalis

Este patógeno es causante de infecciones de transmisión sexual y también se encuentra asociado a cervicitis. Esta relacionado con incremento del riesgo de infección por VIH. T. Vaginalis causa inflamación erosiva del epitelio ectocervical, desde petequias hasta grandes hemorragias, gracias a la producción de proteasas que degradan factores protectores endógenos del epitelio cervicovaginal como el inhibidor de la proteasa secretora de los leucocitos. El tratamiento recomendado es metronidazol o tinidazol, una dosis oral única de 2 gramos (Recomendación I-A) (Centros para el Control y Prevención de Enfermedades, 2015).

Virus del herpes simple

El virus del herpes simple tipos 1 y 2 son causantes de cervicitis. Esta infección se caracteriza por la presencia de lesiones erosivas y hemorrágicas en el epitelio ectocervical, así como de ulceraciones. El régimen de tratamiento puede ser: Aciclovir 400 mg por vía oral tres veces al día o 200 mg por vía oral cinco veces al día durante 7 a 10 días. (Recomendación I-A) (Powell y Nyirjesy, 2020).

Los síntomas de cervicitis disminuyen dentro de la primera y segunda semana de tratamiento, no está indicado el seguimiento para los síntomas a menos que estos se mantengan. Todos los pacientes valorados para clamidia, gonorrea o tricomoniasis deben tener asesoramiento y oferta de pruebas de VIH y sífilis (Ortiz-de la Tabla y Gutiérrez, 2019).

Cervicitis Crónica

La cervicitis crónica hace referencia a la persistencia de los signos de inflamación cervical durante al menos tres meses, cuando un proceso infeccioso ya ha sido tratado o descartado (Powell y Nyirjesy, 2020). El proceso inflamatorio local en la cervicitis crónica podría tener varias vías, una de ellas asociada a mecanismos hormonales. Las mujeres con bajos niveles de estrógenos tienen incapacidad para mantener un pH vaginal menor a 4,5, lo que origina erosión gradual de la mucosa endocervical. El proceso inflamatorio mantenido podría relacionarse con el desarrollo de una neoplasia cervical (Ortiz-de la Tabla y Gutiérrez, 2019).

Neoplasias Benignas
Papilomas Cervicales

Los virus del papiloma humano (VPH) son miembros de la familia Papillomaviridae. Se encuentran compuestos por una molécula de ADN circular de doble hebra, con 8,000 pares de bases (Ochoa-Carrillo, 2014).

La infección por VPH es la entidad de transmisión sexual más frecuente a nivel mundial, siendo capaz de producir una amplia variedad de lesiones. Se han descrito más de 200 genotipos, muchos de los cuales se relacionan con verrugas benignas o papilomas, mientras que los clasificados como oncógenos o de alto riesgo pueden producir tumores invasivos cervicales (Ochoa-Carrillo, 2014).

Los virus de bajo riesgo, como los VPH6, 11, 40, 42, 43, 44, 54, 61, 72 y 81, se relacionan con el condiloma acuminado, la neoplasia intraepitelial de bajo grado y las infecciones asintomáticas. Existen15 tipos virales oncogénicos relacionados con el cáncer cérvico uterino y con la neoplasia intraepitelial cervical de alto grado, estos son VPH16, 18, 31, 33, 35, 39, 45, 52, 56, 58 y 59 (De la Fuente, Guzmán, Barboza y González, 2010).

Durante la actividad sexual se producen micro abrasiones en el epitelio cervical, especialmente en la zona de transformación, que permite la exposición de los queratinocitos basales del epitelio escamoso estratificado al virus, permitiendo la unión entre el receptor de la célula basal con la proteína de la cápside viral. El VPH tiene la capacidad de estimular de forma continua el crecimiento tumoral, lo que favorece que en un periodo habitualmente largo se generen mutaciones al azar en el genoma celular confiriéndole mayor capacidad oncógena a la célula neoplásica (Ochoa-Carrillo, 2014).

La mayor parte de las infecciones causadas por virus del papiloma humano son asintomáticas, suelen pasar inadvertidas. En la mayoría de los casos la infección se autolimita y en el 10% de los casos progresa a una infección persistente (Ochoa-Carrillo, 2014).

Condiloma Acuminado
Los condilomas o verrugas genitales constituyen una de las enfermedades de

transmisión sexual más frecuentes y se relacionan con los tipos de cepas VPH 6 y 11. Estas lesiones benignas generalmente son múltiples, exofíticas, sésiles o pediculadas, de color rosado o blanco grisáceo, pueden encontrarse pigmentadas, y en su superficie se observan proyecciones filiformes o papilomatosas. El tamaño de estas lesiones es variable, pueden crecer de forma rápida con el típico aspecto de coliflor, así como también ser lesiones pequeñas. Pueden encontrarse en el pubis, regiones inguinales, perianales, meato uretral, vagina y el cérvix. Generalmente no producen síntomas, aunque a veces puede presentarse dolor o prurito, así como sangrado y exudado (Guía Fisterra, 2015).

El diagnóstico de esta patología se realiza mediante técnicas moleculares como la hibridación in situ, también se puede visualizar los núcleos celulares teñidos infectados por el VPH, bajo visión microscópica. La reacción en cadena de la polimerasa ha demostrado alta sensibilidad y especificidad para la detección viral. (Recomendación I-A)

Generalmente las lesiones suelen remitir espontáneamente, sin embargo, se puede recurrir a la cauterización, criocirugía o extirpación quirúrgica, aunque pueden presentarse recurrencias (Recomendación I-A) (Casanova, Fernández, García-de la Fuente, Llarden, y Aguayo, 2017).

Pólipos Cervicales
Un pólipo cervical es un tumor generalmente benigno, pedunculado total o parcial que se desprende del cuello uterino y que se proyecta en la vagina por un pedículo largo. Surgen como pólipos mucosos del endocérvix cerca del orificio genital interno por lo que microscópicamente tienen la misma estructura (Golan, Ber, Wolman y David, 1994). La superficie histológica del pólipo cervical generalmente presenta alteraciones patológicas como inflamación, formación de quistes, epidermización, carcinoma, reacción decidual, edema y tejido fibroso excesivo. La protrusión del pólipo a través del orificio cervical interfiere con su irrigación y lo expone a la fricción, predisponiéndolo a la ulceración y la infección. El epitelio columnar que recubre la superficie del pólipo es susceptible a la sustitución por epitelio escamoso estratificado, conocido como epidermización (Goeman, et ál., 1993).

Los pólipos cervicales suelen ser hallazgos incidentales y son extraídos por su tendencia a causar sangrado anormal más que por su riesgo de malignidad. La incidencia es de 0.3% de malignidad, siendo este muy bajo (Israel, 1940).

Se ha demostrado que las mujeres con diagnóstico de pólipos cervicales tienen mayor riesgo de presentar pólipos endometriales, siendo estos últimos de importante relevancia clínica. (Vilodre, Bertat, Petters y Reis, 1997).

Generalmente esta patología se presenta durante la quinta década de la vida, puede ser asintomática y ser un hallazgo casual dentro del examen ginecológico de rutina. Cuando cursa con síntomas, está relacionada con sangrado intermenstrual o flujo vaginal (Israel, 1940). El tratamiento de esta entidad es la polipectomía cervical, que se realiza por torsión intencionada del pedículo o por escisión con tijeras, bisturí o lazo de alambre. La base del pólipo debe visualizarse claramente y cauterizarse ya que no solo se logra hemostasia, sino que también erradica cualquier infección en la base del pólipo (Recomendación I-A) (Golan, Ber, Wolman y David, 1994).

Leiomiomas Cervicales

Los leiomiomas cervicales abarcan del 1 a 2% del total de los miomas, siendo muy raros. (Sandoval, Hernández y Torres, 2015). Pueden afectar la porción supravaginal o vaginal del cérvix. Lo leiomiomas supravaginales pueden ser centrales rodeando todo el canal cervical, también pueden ser unilaterales, bilaterales, intramurales o subserosos (Keriakos y Maher, 2013).

Los más comunes son los miomas submucosos que son expulsados a través del orificio cervical externo y se pueden visualizar en el canal vaginal. Estos tumores cervicales pueden producir sintomatología dependiendo del tamaño que sean capaces de alcanzar, pueden asociarse con retención urinaria, polaquiuria, estreñimiento, dismenorrea, metrorragia, dispareunia y sangrado postcoital. Son tumoraciones benignas que casi nunca se malignizan.

Fisiopatológicamente se conoce que los miomas son dependientes de estrógeno, sin embargo, se ha encontrado que aproximadamente la mitad de ellos presentan anormalidades cromosómicas, asociados al cromosoma 6, 7, 12 y 14. Están formados por grandes cantidades de matriz extracelular: colágeno tipo I y II, fibronectina y proteoglicanos (Hernández, Torres, Rivera, Altamirano, y Aremy, 2015).

Esta patología es frecuente en la edad reproductiva, generalmente son asintomáticos. El tratamiento es la extirpación (leiomiomectomía) de la lesión mediante cirugía convencional o con asa de radiofrecuencia (Recomendación I-B) (Keriakos y Maher, 2013).

Hemangiomas

Los hemangiomas del cuello uterino son entidades raras, con muy pocos casos reportados en la literatura médica. Los hallazgos suelen ser incidentales, ocasionalmente en piezas anatómicas producto de histerectomía a causa de dolor persistente o hemorragia anormal (Busca y Parra-Herran, 2016).

Esta patología se presenta en mujeres en edad reproductiva, se ha identificado receptores para estrógenos y progesterona en las lesiones, asociando su crecimiento a estimulación hormonal. Aunque generalmente no se asocia a sintomatología, esta entidad debe incluirse en el diagnóstico diferencial de hemorragia vaginal anormal, principalmente cuando no se encuentran otros hallazgos clínicos o imagenológicos que expliquen el cuadro (Ahern y Allen, 1978). Los hemangiomas cervicales son benignos, no se ha reportado recurrencias ni resultados adversos asociados. Los tratamientos conservadores suelen ser exitosos, se ha reportado manejo con ablación, escisión local, y como tratamiento definitivo: la histerectomía. También se ha observado remisión espontánea (Recomendación I-C) (Busca y Parra-Herran, 2016).

Lipomas

Los lipomas cervicales son tumores raros, con pocos casos reportados en la literatura médica. Se han dividido en lipomas verdaderos o puros y lipomas mixtos. Estos tumores se presentan en mujeres de edad avanzada generalmente posmenopáusicas. Son tumores benignos, no se ha reportado cambios celulares malignos. Su fisiopatología no se encuentra completamente dilucidada, se han postulado algunas teorías sobre su histogénesis que están relacionadas con 1) células grasas embrionarias mal ubicadas, 2) un proceso metaplásico de células musculares a células grasas, 3) metaplasia del tejido conectivo a células grasas, y 4) diferenciación lipocítica de una célula primitiva específica de tejido conectivo (Brandfass y Everts-Suarez, 1955). Por lo general estos tumores son asintomáticos y su diagnóstico es incidental, por laparotomía o al examinar la pieza anatómica durante la autopsia.

Quistes de Naboth

Los quistes de Naboth son lesiones benignas, asintomáticas, muy comunes en las mujeres en edad fértil y, casi siempre, no presentan relevancia clínica. Estos quistes se forman porque en la zona límite del cérvix se presenta sobrecrecimiento en las hendiduras del epitelio columnar de células escamosas y las células columnares siguen secretando mucina, dando origen a los llamados quistes de retención o de Naboth (Geneser, 2000). Se ha considerado que este es un proceso de reparación por inflamación crónica, después de un traumatismo menor o el parto. Se localizan generalmente en la capa submucosa del cérvix y rara vez son profundos. Estas lesiones son quísticas, multiloculares, y pequeñas, pueden medir desde milímetros hasta menos de 4 centímetros (Ramírez, Pérez, Mandujano, Martínez, Noris y Romero, 2020).

Los quistes de Naboth no requieren tratamiento, sin embargo, si su tamaño causara distorsión de la arquitectura del cuello uterino, podrían ser eliminados mediante electrocauterización (Recomendación III-B).

1. DeCherney, A. H. (2013). Diagnóstico y tratamiento ginecoobstétricos. McGraw-Hill Education.

2. Mayoral, P. F. V., & Rodríguez, J. A. (2014). Patología. McGrawHillEducation.

3. Medina S, C., Aguirre F, J., Montecinos G, J., & Schiappacasse F, G. (2015). Revisión pictográfica de las anomalías de los conductos de Müller por resonancia magnética. Revista chilena de obstetricia y ginecología, 80(2), 181-190.

4. Ruíz Castillo, J., Jaramillo U., R., Ruíz Acevedo, J., & Pedraza Gaitán, J. (1978). Patología benigna del cuello. Revista Colombiana de Obstetricia y Ginecología, 29(3), 143-154. https://doi.org/10.18597/rcog.2191

5. Heiss, N., Blanc, S., Braig, S., & Tardif, D. (2009). Tratamiento quirúrgico de las dilataciones y los desgarros del cuello uterino fuera del embarazo. EMC - Ginecología-Obstetricia, 45(3), 1-10.

6. Campana, A. (2019, 25 octubre). Maternal Obstetric Injuries - D. El-Mowafi. Ginebra para la Educación e Investigación Médica. https://www.gfmer.ch/Obstetrics_simplified/maternal_obstetric_injuries.htm

7. Abdullaiev R Ya., et al. (2018). Ultrasound Diagnostics of Pseudo-Erosion of the Cervix in Young Women. EC Gynaecology, 7 (10), 370-378.

8. Miranda H, V., & Carvajal C, J. A. (2003). Análisis Critico Del Manejo De La Incompetencia Cervical. Revista chilena de obstetricia y ginecología, 68(4), 337-342.

9. Millet Serrano, A., Sanchís Plá, J., García Verdevio, E., & Leal Benavent, A. (2010). Cerclaje para tratar la insuficiencia cervical. Nuestra experiencia a lo largo de la última década. Progresos de Obstetricia y Ginecología, 53(4), 127-132.

10. Barber, M. A., Eguiluz, I., Agüera, J., Alcover, I., Bolívar, M. A., y Calvo, A. (2003) Incompetencia cervical. Revisión bibliográfica. Clin Invest Gin Obst, 30 (2), 26-30.

11. David Cohen, S. (2013). Prolapso genital femenino: lo que debería saber. Revista Médica Clínica Las Condes, 24(2), 202-209.

12. Nosti, P. A., Gutman, R. E., Iglesia, C. B., Park, A. J., Tefera, E., & Sokol, A. I. (2017). Defining Cervical Elongation: A Prospective Observational Study. Journal of Obstetrics and Gynaecology Canada, 39(4), 223-228.

13. Fargas Roca, M. A. (1910). Tratado de ginecología (2.a ed., Vol. 2). Salvat y Compañía.

14. Berger, M. B., Ramanah, R., Guire, K. E., & DeLancey, J. O. L. (2012). Is cervical elongation associated with pelvic organ prolapse? International Urogynecology Journal, 23(8), 1095-1103. https://doi.org/10.1007/s00192-012-1747-6

15. Scott, J. R., Galask, R., & Yannone, M. E. (1971). Congenital Atresia of the Uterine Cervix. International Journal of Gynecology & Obstetrics, 9(6), 249-252.

16. Lucisano F, D'Aries AP, Misasi R, Ceci O. (1992). Congenital cervico-vaginal atresia and pelvic endometriosis. Clinical case and review of the literature. Zentralbl Gynakol. 114(5), 270-274.

17. Fernández, M. L., & Lombardía, J. (2002). Vulvovaginitis y cervicitis en la práctica diaria. SEMERGEN - Medicina de Familia, 28(1), 15-20.

18. Ortiz-de la Tabla, V., & Gutiérrez, F. (2019). Cervicitis: etiología, diagnóstico y tratamiento. Enfermedades Infecciosas y Microbiología Clínica, 37(10), 661-667.

19. Powell, A. M., & Nyirjesy, P. (2020, 27 enero). Cervicitis aguda. UpToDate. https://www.uptodate.com/contents/acute-cervicitis

20. División de Prevención de ETS, Centro Nacional para la Prevención del VIH / SIDA, Hepatitis Viral, ETS y TB. (2015, 4 junio). Gonococcal Infections - 2015 STD Treatment Guidelines. Centros para el Control y Prevención de Enfermedades (CDC). https://www.cdc.gov/std/tg2015/gonorrhea.htm

21. Centros para el Control y Prevención de Enfermedades-División de prevención de ETS. (2015, 4 junio). Chlamydial Infections - 2015 STD Treatment Guidelines. Centros para el Control y Prevención de Enfermedades (CDC). https://www.cdc.gov/std/tg2015/chlamydia.htm

22. Centros para el Control y Prevención de Enfermedades-División de prevención de ETS. (2015, junio 4). Emerging Issues - 2015 STD Treatment Guidelines. Centros para el Control y Prevención de Enfermedades (CDC). https://www.cdc.gov/std/tg2015/emerging.htm#myco

23. Centros para el Control y Prevención de Enfermedades. (2015a, junio 4). Bacterial Vaginosis - 2015 STD Treatment Guidelines. Centros para el Control y Prevención de Enfermedades (CDC). https://www.cdc.gov/std/tg2015/bv.htm

24. Ochoa-Carrillo, F.X. (2014). Virus del papiloma humano. Desde su descubrimiento hasta el desarrollo de una vacuna. Parte I/III. Gaceta Mexicana de Oncología, 13(5), 308-315.

25. De la Fuente-Villarreal, D., Guzmán-López, S., Barboza-Quintana, O., González-Ramírez, R.A. (2010). Biología del Virus del Papiloma Humano y técnicas de diagnóstico. Revista Medicina Universitaria. Facultad de Medicina UANL, 12 (1), 231-238.

26. Fisterra.com. (2015, 15 diciembre). Guía clínica de Condilomas acuminados. Fisterra. https://www.fisterra.com/guias-clinicas/condilomas-acuminados/index.asp

27. Casanova-Seuma, J. M., Fernández-Armenteros, J. M., García-de la Fuente, M. R., Llarden-García, M., & Aguayo Ortiz, R. (2017). Tratamiento de las verrugas vulgares y de los condilomas acuminados. FMC - Formación Médica Continuada en Atención Primaria, 24(7), 405-413. https://doi.org/10.1016/j.fmc.2017.02.005

28. Israel, S. L. (1940). A study of cervical polyps. American Journal of Obstetrics and Gynecology, 39(1), 45-50. https://doi.org/10.1016/s0002-9378(40)90871-7

29. Goeman, D., Van Belle, Y., Vanderick, G., De Muylder, X., De Muylder, E., & Campo, R. (1993). Hysteroscopic findings in patients with a cervical polyp. American Journal of Obstetrics and Gynecology, 169(6), 1563-1565.

30. Vilodre, L.-C. F., Bertat, R., Petters, R., & Reis, F. M. (1997). Cervical Polyp as Risk Factor for Hysteroscopically Diagnosed Endometrial Polyps. Gynecologic and Obstetric Investigation, 44(3), 191-195. https://doi.org/10.1159/000291517)

31.Golan, A., Ber, A., Wolman, I., & David, M. P. (1994). Cervical Polyp: Evaluation of Current Treatment. Gynecologic and Obstetric Investigation, 37(1), 56-58.

32.Sandoval-Diaz, I., Hernández-Alarcón, R., & Torres-Arones, E. (2015). Mioma cervical gigante en adolescente. Revista chilena de obstetricia y ginecología, 80(4), 337-340. https://doi.org/10.4067/s0717-75262015000400009

33.Keriakos, R., & Maher, M. (2013). Management of Cervical Fibroid during the Reproductive Period. Case Reports in Obstetrics and Gynecology, 2013, 1-3.

34.Hernández, H., Torres, R., Rivera, A., Altamirano, D., Aremy, P. (2015). Retención urinaria secundaria a mioma cervical de grandes elementos. Ginecol Obstet Mex, 83(2), 803-806.

35.Busca, A., & Parra-Herran, C. (2016). Hemangiomas of the uterine cervix: Association with abnormal bleeding and pain in young women and hormone receptor expression. Report of four cases and review of the literature. Pathology - Research and Practice, 212(6), 532-538. https://doi.org/10.1016/j.prp.2016.03.003

36.Brandfass, R. T., & Everts-Suarez, E. A. (1955). Lipomatous Tumors of the Uterus. American Journal of Obstetrics and Gynecology, 70(2), 359-367.

37.Geneser, F. (2000). Histología. Editorial Médica Panamericana.

38.Ramírez, P., Pérez, J., Mandujano, G., Martínez, C., Noris, A., Romero, M. (2020) Quiste gigante de Nabot como diagnóstico diferencial de tumores anexiales. Un informe del caso. Ginecol Obstet Mex, 88(02), 118-122.

39.Ahern, J. K., Allen, N. H. (1978). Hemangioma cervical: reporte de un caso y revisión de la literatura. Revista de Medicina Reproductiva, 21(4), 228-231.

CAPÍTULO 13

Andrea Lizeth Ayala Paguay
Patologia Maligna De Cuello Uterino

Introducción

El cáncer de cérvix y sus lesiones precursoras son patologías en las cuales existe un   crecimiento maligno, autónomo y descontrolado de células y tejidos. La mayoría de estas neoplasias procede de la infección con el virus del papiloma humano, sin embargo existen otros factores del hospedador que intervienen en la progresión neoplásica después de la infección inicial. Estas neoplasias se desarrollan dentro del epitelio metaplásico de la zona de transformación, ubicada entre el epitelio cilíndrico y epitelio escamoso del cuello uterino. (Schorge, 2017).

El cáncer de cérvix se puede prevenir mediante la inmunización contra el VPH y también con el tamizaje y el tratamiento de las lesiones premalignas. Es posible tratarlo eficazmente si se diagnostica en sus fases iniciales. (OPS, 2018.).

Epidemiología

El cáncer cervicouterino se encuentra entre las principales causas de muerte por cáncer entre las mujeres a nivel mundial. Se estima que en el año 2018 se realizaron nuevos diagnósticos a razón de 570 000 casos nuevos y 311 000 mujeres murieron a causa de la misma, cerca del 85% de esas muertes se produjeron en países de ingresos bajos y medios. (International Agency for Research on Cancer , 2019).

En la Región de las Américas cada año se diagnostica a unas 83.200 mujeres y 35.680 fallecen por esta enfermedad ubicándose como la segunda causa de muerte en la región, una proporción significativa (52%) de ellas son menores de 60 años (OPS 2016, pág. 27).

En Ecuador según el Registro Nacional de Tumores de Solca Quito este tipo de neoplasia es el segundo más frecuente en mujeres después del de mama, cada año en el país se diagnostican cerca de 1 600 casos nuevos de cáncer de cuello uterino de los cuales en el 2018 murieron 780. (INEC, 2018). La edad media al momento del diagnóstico fue de 54 años.

Fisiopatología

El VPH es la infección de transmisión sexual más común y la mayoría de la población sexualmente activa entra en contacto con el virus a lo largo de su vida. La infección es asintomática así que muchos de los infectados lo desconocen y por lo tanto lo pueden transmitir. Hasta un 90% de las infecciones por VPH se eliminan sin tratamiento durante los primeros dos años y sólo aquellas que se cronifican pueden dar lugar a lesiones precancerosas que progresen a cáncer invasivo.

El Virus del Papiloma Humano (HPV) es un ADN virus que tiende a invadir las células epiteliales del cuello uterino situadas en la zona de transformación, que es la zona más activa en cuanto a replicación celular. No todas las cepas de HPV son oncogénicas. Las cepas oncogénicas más prevalentes entre la población general son la 16 y 18, siendo responsables de hasta el 70% de los cánceres de cérvix. Las cepas no oncogénicas o de bajo riesgo son las causantes de otras patologías que no malignizan como los condilomas acuminados del periné entre ellas se encuentran los tipos 6 y 11. Las neoplasias que más frecuentemente causa el HPV son las de cuello uterino, pero también es el agente etiológico causal de otras neoplasias de vulva, de vagina, de ano y algunas de la cavidad oral.

El virus invade la célula y puede dejar su ADN en forma de episoma (sin unirlo al genoma del huésped) o bien insertarlo en el genoma del huésped y poner a trabajar toda su maquinaria celular para producir réplicas de sí mismo. Cuando esto ocurre las proteínas E7 y E6 son críticas para los efectos oncogénicos de los HPV activando así el ciclo celular mediante interferencia de la función de los genes supresores tumorales por la unión de E7 a Rb y E6 a p53 con lo cual se produce la proliferación e inmortalización de las células cervicales. Las proteínas E1 y E2, permiten al virus replicarse dentro de las células del cuello uterino tales proteínas se expresan en concentraciones altas en etapas tempranas de la infección. En una mujer con un sistema inmunocompetente el desarrollo del cáncer de cérvix puede llevar de 15 a 20 años, sin embargo, en aquellas mujeres inmunosuprimidas el tiempo de desarrollo de la enfermedad será significativamente menor, entre 5 y 10 años. (Schorge, 2017).

Factores De Riesgo
La mayor parte de los cánceres cervicouterinos se originan de células

infectadas con el virus del papiloma humano (HPV), que se transmite por contacto sexual. Sin embargo aunque el virus HPV es causa necesaria, no es suficiente para producir un cáncer de cuello uterino, se necesitan cofactores que faciliten al HPV en su proceso carcinogénico.

• Infección por virus HPV cepas de alto riesgo oncogénico (16 y 18).
• Inicio de vida sexual activa a edad temprana (menores de 18 años)
• Promiscuidad sexual
• Tener una pareja que se considera de alto riesgo (alguien con infección por VPH o con conductas sexuales de riesgo).
• Tabaquismo
• Inmunosupresión (VIH, pacientes con enfermedades autoinmunes en tratamiento, trasplantadas, etc.).
• Uso prolongado de Anticonceptivos Orales (durante 5 años o más)
• Mujeres que han tenido 3 o más embarazos a término, tienen un riesgo ligeramente superior de padecer cáncer de cérvix. Durante el embarazo los cambios hormonales y del sistema inmunológico podrían causar que las mujeres estén más susceptibles a la infección del VPH.
• Edad temprana en el primer embarazo a término (menor a 20 años).
• Coexistencia de otras Enfermedades de Transmisión Sexual (Chlamydia trachomatis, Virus Herpes Simple). (GF Sawaya, 2015)

Diagnóstico
Signos y Síntomas

Algunas pacientes diagnosticadas con cáncer cervicouterino son completamente asintomáticas en etapas tempranas, pero otras pacientes pueden referir síntomas como flujo vaginal acuoso-sanguinolento o un sangrado vaginal intermitente poscoital, que se vuelve más intenso y profuso conforme el estroma tumoral crece.

Etapas tempranas	Enfermedad avanzada
-Asintomática	-Dolor pélvico o lumbar.
-Sangrado genital anómalo (irregular/ intermitente).	-Disuria o tenesmo rectal.
-Sangrado tras relaciones sexuales (coitorragia) o durante el examen ginecológico.	-Sangrado ginecológico tras la menopausia.
-Flujo maloliente, es muy inespecífico, pero puede ser indicativo de vaginitis o cervicitis.	-Dolor durante las relaciones sexuales (dispareunia).
	-Sangre en la orina o sangre en las heces.
	-Pérdida de peso, cansancio y pérdida de apetito.
	-Edema de extremidades inferiores

Exploración Física

Al examen físico se debe realizar una exploración genital externa y vaginal exhaustiva, ya que el HPV es un factor de riesgo en común para los cánceres vulvar, vaginal, anal y de cuello uterino; En el examen especular el cérvix puede tener una apariencia casi normal si aún se encuentra en las etapas tempranas de la enfermedad, pero en otras mujeres presenta lesiones de características variables.

Las lesiones pueden desarrollarse de forma exofítica o endofítica, darle al cérvix forma de barril, pueden presentarse ulceraciones, lesiones papilares, masas polipoides o granulares y en etapas avanzadas hasta presencia de tejido necrótico; acompañando a estas lesiones se puede observar también la presencia de flujos vaginales de contenido serohemático, hemático o incluso purulento.

Durante la exploración bimanual, es posible palpar al útero blando y aumentado de tamaño, esto puede ser indicativo de ocupación de la cavidad endometrial con sangre o pus, si hubiera obstrucción de la salida de fluidos por un cáncer cervicouterino primario.

Con la exploración recto-vaginal se puede palpar con el dedo índice y medio la pared anterior de la vagina lo que nos permitirá saber si el cáncer ha tenido una invasión extra uterina, en estadios avanzados de los cánceres cervicouterinos es común palpar un tabique rectovaginal engrosado, duro e irregular.

Con la exploración rectal, se puede valorar el parametrio, los ligamentos uterosacros y la pared pélvica, si existe invasión al parametrio los tejidos involucrados se sienten gruesos, irregulares, firmes y con movilidad reducida.

La presencia de linfadenopatía inguinal o supraclavicular sugiere estadios avanzados de la enfermedad, en que ya hay diseminación por vía linfática, en algunos casos algunas pacientes también pueden referir lumbalgia, además si el tumor invade la vejiga o el recto, es posible encontrar hematuria, fístulas vesicovaginales o rectovaginales.

Frotis de papanicolaou

La valoración histológica de las biopsias del cuello uterino es una herramienta básica en la atención primaria para diagnosticar el cáncer de cérvix, aunque al ser un examen operador dependiente, el pap-test tiene una sensibilidad del 53-80% para detectar lesiones de alto grado en una sola prueba, es por eso que para la valoración de lesiones no se recomienda realizar solamente este examen, sino que se debe tomar una biopsia directamente de la lesión con una legra de Kevorkian o con fórceps de Tischler.

Colposcopia

La colposcopia es el examen del cuello uterino, la vagina y la vulva con un instrumento que emite un haz de luz intensa y tiene lentes de aumento que magnifican el campo, lo que permite examinar las características específicas de la capa epitelial (la superficie) y los vasos sanguíneos circundantes. Esto puede hacerse con un colposcopio.

Más recientemente, ese examen también se ha realizado utilizando cámaras de video o digitales especialmente diseñadas. Normalmente, la colposcopia se utiliza en pacientes con resultados de tamizaje positivos para comprobar la presencia, grado y tipo de lesiones precancerosas o de cáncer, orientar las biopsias de cualquier área que parezca anormal y ayudar a determinar si el tratamiento más apropiado es la crioterapia o la escisión electro-quirúrgica con asa. La colposcopia requiere a dispensadores altamente capacitados y no es una herramienta apropiada para el tamizaje, como tampoco es un paso necesario entre el tamizaje y el tratamiento.

Biopsias

Las biopsias deben incluir estroma subyacente a la lesión para poder evaluar si existe o no invasión de tejidos, una técnica que permite determinar si existe o no invasión también (carcinomas in-situ vs carcinomas invasivos) es la tomas de muestras con sacabocados o mediante conización.

Tipos Histológicos

Es esencial realizar la clasificación histológica mediante un examen microscópico. Los casos se clasifican como carcinomas de cuello uterino si el crecimiento primario está en el cuello uterino. Los tipos histopatológicos, como se describe en la Organización Mundial de la Salud son:

1. Carcinoma de células escamosas (queratinizante; no queratinizante; papilar, basaloide, verrugoso, verrugoso, linfoepitelioma), comprende del 75% de todos los cánceres cervicouterinos y se origina en el ectocérvix.

2. Adenocarcinoma (endocervical, mucinoso, villoglandular, endometroide), los adenocarcinomas comprenden 20 a 25% de los cánceres de cuello uterino y se originan en las células glandulares endocervicales.

3. Adenocarcinoma de células claras.

4. Carcinoma seroso.

5. Carcinoma adenoescamoso.

6. Carcinoma de células vítreas.

7. Carcinoma adenoide quístico.

8. Carcinoma basal adenoide.

9. Carcinoma de células pequeñas

10. Carcinoma indiferenciado (Bathla Et. All, FIGO 2018.)

Estadificación clínica

Realizar un adecuado proceso de estadificación con todas las pruebas precisas es fundamental para el equipo multidisciplinar ya que en base a esta información puede diseñar la estrategia terapéutica que se va a utilizar. La estadificación es clínica. Los componentes permitidos para la estadificación son la conización con microbisturí, la exploración pélvica bajo anestesia, cistoscopia, rectoscopia, pielografía intravenosa (se puede utilizar esta porción de la tomografía computarizada [CT]) y radiografía de tórax.

Los dos sistemas de clasificación utilizados son el sistema TNM y el FIGO estando este segundo más extendido, pero existiendo correlación entre ambos. La última actualización del sistema FIGO se llevó a cabo en 2018, siendo el que utilizamos en la actualidad.

Estadificación de cáncer de cérvix FIGO 2018

Etapa	**Características**
0	**Carcinoma in situ, lesión intraepitelial cervicouterina (cin3)**
I	**El carcinoma está estrictamente confinado en el cuello uterino**
IA	Lesión microscópica, la invasión está limitada al estroma y tiene una profundidad máxima de 5mm y una dispersión no mayor a 7mm
IA1	La invasión del estroma no tiene una profundidad mayor a 3mm y se dispersa menos de 7mm
IA2	La invasión del estroma tiene una profundidad de 3-5mm y se dispersa menos de 7mm
IB	Lesiones clínicas confinadas en el cuello uterino o lesiones preclínicas mayores que las de la etapa IA
IB1	Lesiones clínicas tienen un tamaño menor a 4 cm
IB2	Lesiones clínicas tienen un tamaño mayor a 4 cm
II	**El carcinoma se extiende más allá del cuello uterino pero no alcanza la pared pélvica; involucra a la vagina pero no llega al tercio exterior**
IIA	No se observa invasión parametrial evidente
IIA1	Lesiones clínicas tienen un tamaño menor a 4 cm
IIA2	Lesiones clínicas tienen un tamaño mayor a 4 cm
IIB	Invasión parametrial evidente
III	**El carcinoma se extiende hasta la pared pélvica, en la exploración de la pelvis no se encuentra un espacio libre de cáncer entre el tumor y la pared pélvica; el tumor involucra al tercio inferior de la vagina, deben incluirse todos los casos con hidronefrosis o insuficiencia renal, a menos que dichas condiciones se deban a otras causas**
IIIA	No hay invasión de la pared pélvica, pero si del tercio inferior de la vagina
IIIB	Si hay invasión de la pared pélvica, y presencia de hidronefrosis o insuficiencia renal provocadas por el tumor
IV	**El carcinoma se extiende más allá de la pelvis o involucra clínicamente a la mucosa de la vejiga o del recto**
IVA	Invasión de órganos pélvicos adyacentes
IVB	Diseminación a órganos distantes

Modificado con autorización de pecorelli S. Revised FIGO staging for carcinoma of the vulva, cérvix and endometrium. Int J Gynaecol Obstet 2009, Mayo 105 (2): 103-104.

Exámenes complementarios

En los exámenes de laboratorio y de imagen que se puede utilizar durante la valoración del cáncer cervicouterino se resumen en el siguiente cuadro:

PRUEBAS	HALLAZGOS
De Laboratorio	Anemia
Biometría Hemática Completa	Hematuria
EMO	Anormalidades electrolíticas
Perfil Químico	Metástasis hepáticas
Función Hepática	Disfunción u obstrucción renal
Creatinina/ BUN	
Radiológicas	Metástasis pulmonares
Rx estándar de tórax	Hidronefrosis
Pielograma intravenoso	Metástasis ganglionar o en órganos distantes e hidronefrosis
Tomografía Computarizada (TC) de abdomen y pelvis	
RMN	Invasión local del parametrio y metástasis ganglionares
PET	Metástasis ganglionar o en órganos distantes
Procedimentales	Invasión tumoral de la vejiga
Cistoscopia	Invasión tumoral del recto
Proctoscopia	Extensión de la diseminación pélvica y estadificación clínica
Examinación bajo anestesia	

Fuente: realizado por el autor, tomado de Ginecología Williams, 3era edición, 2017

Diagnósticos Diferenciales

Por las características del cáncer del cuello uterino, y la variedad en las lesiones y secreciones que se pueden observar durante el examen especular debemos hacer diagnóstico diferencial con las siguientes patologías:

Pólipos cervicales, vaginitis, eversión del cuello uterino, cervicitis, amenaza de aborto, placenta previa, embarazo ectópico cervical, condilomas acuminados, úlceras herpéticas, chancro, leiomiomas uterinos o sarcomas prolapsados. (Schorge, 2017)

Prevención
Las vacunas profilácticas frente al virus del papiloma humano (HPV) se consideran la intervención más costo efectivo para el control de la carga de enfermedad relacionada con el HPV, son preparadas a partir de partículas similares a proteínas del virus generando anticuerpos neutralizantes contra HPV.

En la actualidad hay 3 vacunas aprobada por la FDA para prevención de infección incidente y neoplasia cervicouterina causadas por HPV, las cuales son las siguientes.
- Bivalente HPV2: incluye partículas símil virus de los tipos de HPV 16 y 18
- Tetravalente HPV4: incluye partículas símil virus de los tipos de HPV 6, 11, 16 y 18.
- Nonavalente HPV9: incluye partículas símil virus de los tipos de HPV 6, 11, 16, 18, 31, 33, 45, 52, 58.

Se recomienda vacunar contra HPV:
- Se recomienda aplicar sistemáticamente la vacuna a las niñas de 9 a 13 años de edad.
- No se recomienda la aplicación de pruebas de HPV previo a la colocación de la vacuna.
- Las que reciben una primera dosis de vacuna contra VPH antes de los 15 años pueden utilizar un régimen de dos dosis.
- El intervalo entre ambas dosis debe ser de seis meses. Se sugiere un intervalo máximo que no sea mayor de 12 a 15 meses.
- Si el intervalo entre las dosis es de menos de cinco meses, la tercera dosis debe darse al menos seis meses después de la primera.
- Las personas inmunodeprimidas (VIH) y las mayores de 15 años de edad, pueden recibir la vacuna y necesitan tres dosis (calendario de 0, 1 a 2, y 6 meses) para estar plenamente protegidas. (OPS, 2016.)

• En Ecuador a través del Programa Ampliado de Inmunizaciones (PAI), se vacuna a la población femenina de 9, 10 y 11 años con la vacuna, aplicando 2 dosis con un lapso de intervalo de 6 meses (Esquema Nacional de Vacunación – Ecuador 2019).

Tratamiento

El tratamiento del cáncer cervical se realiza principalmente mediante cirugía o radioterapia, con quimioterapia como coadyuvante.

Tratamiento general para el carcinoma invasivo primario cervicouterino	
IA1	-Se prefiere a la histerectomía simple si ha concluido su vida reproductiva. -Considerar radioterapia (braquiterapia cavitaria) en pacientes no quirúrgicas. o -Conización del cuello uterino
IA1 (con LVSI)	-Histerectomía radical modificada y linfadectomía pélvica. o -Cervicotomía uterina radical y linfadectomía pélvica para pacientes pacientes seleccionadas que deseen preservar la fertilidad. -Considerar radioterapia (braquiterapia cavitaria) en pacientes no quirúrgicas.
IA2	-Histerectomía radical y linfadenectomía pélvica -o -Cervicotomía uterina radical y linfadenectomía pélvica para pacientes seleccionados que deseen preservar la fertilidad. -Considerar radioterapia (braquiterapia cavitaria) en pacientes no quirúrgicas.
IB1 IB2 IIA1	-Histerectomía radical y linfadectomía pélvica o cervicotomía uterina radical y linfadenectomía pélvica para pacientes seleccionadas que deseen preservar la fertilidad. O -Quimiorradiación
IB2 voluminoso IIA2	-Quimiorradiación
IIB a IVA	-Quimiorradiación O -De forma inusual pélvica (Lesión en etapa IVA y una fistula puede ser candidata a exenteración pélvica.
IVB	-Quimioterapia paliativa y/o - Radioterapia paliativa O -Cuidados de sostén (en un centro de cuidados paliativos)

Tabla tomada de Ginecología Williams, cap. 30 pg. 782, tercera edición, 2017)

1.Schorge, J. O., Halvorson, L. M., Schaffer, J. I., Corton, M. M., Bradshaw, K. D., & Hoffman, B. L. Williams Ginecología, Tercera Edición. McGraw-Hill Education. Cáncer Cervicouterino, cap. 30. 2017

2.Cáncer cervicouterino, Williams Ginecología, cap. 30, tercera edición, 2017.

3.Control integral del cáncer cervicouterino: guía de prácticas esenciales. 2.ed. Washington, DC:OPS, 2016.

4.Bhatla, N., Aoki, D., Sharma, D. N., & Sankaranarayanan, R. (2018). Cancer of the cervix uteri. International Journal of Gynecology & Obstetrics, 143, 22-36. https://doi.org/10.1002/ijgo.12611

5.GF Sawaya, S. Kulasingam (2015), Detección de cáncer de cuello uterino en mujeres de riesgo promedio: consejos sobre las mejores prácticas del Comité de Pautas Clínicas del Colegio Americano de Médicos, Annals of Internal Medicine, volumen 162, páginas 851-859 ; https://doi.org/10.7326/p15-9019.

6.Vacuna contra el virus del papiloma humano previene cáncer uterino en el Ecuador – Ministerio de Salud Pública. (s. f.). Ministerio de Salud Pública. Recuperado 18 de julio de 2020, de (https://www.salud.gob.ec/vacuna-contra-el-virus-del-papiloma-humano-previene-cancer-uterino-en-el-ecuador/)

7.Estadísticas Vitales. Registro Estadístico de Nacidos Vivos y Defunciones 2018, INEC, Agosto 2019.

8.Organización Panamericana de la Salud. Plan de acción sobre la prevención y el control del cáncer cervicouterino 2018-2030. Washington, D.C.: OPS; 2018.

9.International Agency for Research on Cancer , The Global Cancer Observatory - May, 2019

CAPÍTULO 14

Savelli Natalia Narváez García

Patología Mamaria Benigna

Introducción

Se denomina patología mamaria benigna a todos aquellas condiciones no malignas de la glándula mamaria humana;   el término engloba un amplio rango de cambios histológicos y clínicos. (BORRERO, 2014, pág. 170). La enfermedad mamaria benigna representa un espectro de trastornos que llegan a la atención clínica como anormalidades de imagen o como lesiones palpables encontradas en el examen físico. (Sabel, 2018)

Anatomía

La glándula mamaria está constituida principalmente por tejido fibroglandular y tejido graso. Está ubicada entre la segunda y sexta costilla a nivel del tórax, teniendo como límite superior la clavícula y los dos primeros espacios intercostales, inferiormente a nivel del séptimo espacio intercostal y el surco mamario, lateralmente por la línea axilar anterior, medialmente por la línea para-esternal y en su parte posterior por el músculo pectoral mayor, en su gran mayoría. La glándula mamaria está recubierta por diferentes estructuras que le dan soporte al tejido, conformado por una serie de ligamentos y una fascia superficial que se extienden en toda su pared anterior. Además, consta de ligamentos transversales los cuales van a dar sostén para evitar el efecto de la gravedad.

En la región central de la mama se encuentra el complejo areola pezón, el cual debe estar equidistante al comparar las mamas o centrado preferiblemente en el punto de mayor proyección de la mama. Hay areolas grandes o pequeñas, que pueden medir desde 3 cm hasta 4-6 cm, o incluso hasta los 12 cm de una areola con gigantomastia; también existen variaciones en el tamaño y la proyección del peso. La mama se caracteriza por ser una estructura muy vascularizada que tiene puentes vasculares importantes y de varias procedencias como de la arteria torácica lateral, la arteria toracodorsal, perforantes provenientes de las intercostales laterales, perforantes de las intercostales mediales y ramas perforantes de la mamaria interna. El pedículo vascular hace referencia al vaso fuente que va encargado de nutrir el complejo areola-pezón. Este pedículo puede ser superior, inferior, superomedial o bipediculado, entre otros. En el género masculino existe una ausencia del volumen mamario característico de la mujer, además de conductillos atróficos. (ALVIAR RUEDA, 2018, pág. 2)

Epidemiología

La patología mamaria benigna constituye un grupo de entidades cuya incidencia es difícil estimar, a pesar de lo cual se ha observado que su frecuencia es mayor que la del cáncer de mama. (BARBASH & MATTINGLY, 2009)

Dentro de este grupo de patologías se incluyen tumores benignos de la mama (proliferativos y no proliferativos), hipersensibilidad mamaria (mastalgia), y procesos inflamatorios e infecciones (mastitis), los cuales se han reportado como la causa del 51.6 % de las cirugías de mama (Charlie, 2009). Se estima que más de la mitad de las mujeres mayores de 20 años desarrollarán alguna forma de patología benigna de la mama. A pesar de no ser frecuente, algunas de estas patologías se relacionan con procesos malignos, tales como las lesiones proliferativas de la glándula mamaria (Charlie, 2009). Se ha reportado que el 3.2 % de las lesiones mamarias con biopsia con hallazgos compatibles con benignidad, progresan a cáncer de mama (3). La mastalgia es el síntoma más común reportado por las pacientes quienes consultan a clínicas de mama y es de origen benigno en el 90 % de los casos. Se considera que hasta un 70% de las mujeres en países occidentales y un 5% en países orientales, han sufrido este síntoma en algún momento de su vida (BARBASH & MATTINGLY, 2009).

La mastitis en una condición benigna que afecta del 1 al 24 % de las mujeres en periodo de lactancia, en quienes se presentan abscesos como complicación en el 5 al 7% de los casos. La telorrea o descarga del pezón, es una condición de alta frecuencia, comprendida dentro de la patología mamaria benigna. Se ha reportado que hasta el 80% de las mujeres han experimentado telorrea al menos una vez en su etapa reproductiva, y ésta puede ser de origen maligno en un 15 % de los casos.

Los tumores benignos de mama más frecuentes son los fibroadenomas y los quistes mamarios. Los fibroadenomas son frecuentes en mujeres entre 20 y 40 años de edad, y puede aparecer durante el embarazo. Este tipo de tumor es el diagnóstico más frecuente en las mujeres menores de 35 años con masas mamarias (BARBASH & MATTINGLY, 2009)

Clasificación
Lesiones Epiteliales
Las lesiones mamarias epiteliales benignas se pueden clasificar histológicamente en tres categorías: no proliferativas, proliferativas sin atipia e hiperplasia atípica. (Sabel, 2018)

Lesiones Mamarias No Proliferativas
Las lesiones epiteliales no proliferativas generalmente no están asociadas con un mayor riesgo de cáncer de mama. Las lesiones mamarias no proliferativas más comunes son los quistes mamarios. Otras lesiones no proliferativas incluyen cambio apocrino papilar, calcificaciones relacionadas con el epitelio e hiperplasia leve del tipo habitual. La metaplasia apocrina (también conocida como "alteración epitelial benigna") también es un cambio no proliferativo que es secundario a alguna forma de irritación, típicamente asociada con un quiste mamario. (RUSSO, 2019)

1.1- Los quistes mamarios simples: quistes simples son muy comunes, con una prevalencia del 50 al 90 por ciento. Son masas llenas de líquido, redondas u ovoides derivadas de la unidad lobular del conducto terminal. Los quistes mamarios pueden presentarse como masas mamarias o anomalías mamográficas. Los quistes son comunes en mujeres entre 35 y 50 años. El agrandamiento agudo de los quistes puede causar dolor intenso y localizado de inicio repentino. (LARONGA , TOLLIN, & MOONEY, 2019)

1.2- Papilar cambio apocrino: cambio apocrino papilar es una proliferación de células epiteliales ductales que muestran características apocrinas, caracterizados por citoplasma eosinófilo (LARONGA , TOLLIN, & MOONEY, 2019)

1.3- Hiperplasia leve del tipo habitual: la hiperplasia leve del tipo habitual es un aumento en la cantidad de células epiteliales dentro de un conducto que es más de dos, pero no más de cuatro, en profundidad. (LARONGA , TOLLIN, & MOONEY, 2019)

Lesiones Proliferativas Sin Atipia
Las lesiones proliferativas sin atipia incluyen hiperplasia ductal habitual,

papilomas intraductales, adenosis esclerosante, cicatrices radiales y fibroadenomas. Estas lesiones están asociadas con un pequeño riesgo aumentado de desarrollar cáncer de seno, aproximadamente 1.5 a 2 veces mayor que el de la población general. (W, 2005)

2.1 -Hiperplasia ductal: ductal hiperplasia sin atipia es un diagnóstico patológico, que normalmente se encuentra como un hallazgo incidental en la biopsia de anormalidades mamográficas o masas de mama, caracterizadas por un aumento del número de células dentro del espacio ductal. (W, 2005)

2.2-Papilomas intraductales: papilomas intraductales consisten en una matriz monótona de células papilares que crecen desde la pared de un quiste en su lumen. Aunque no son preocupantes en sí mismos, pueden albergar áreas de atipia o carcinoma ductal in situ (DCIS). Los papilomas pueden ocurrir como lesiones solitarias o múltiples. (W, 2005)

2.2.1 Las lesiones solitarias: papilomas intraductales solitarios pueden ser identificadas como una masa en una mamografía, ultrasonidos, la resonancia magnética (MRI) o ductograma, o pueden ser encontrados incidentalmente a secreción del pezón, particularmente la secreción del pezón con sangre, es una presentación clínica frecuente. Para un papiloma solitario sin evidencia de biopsia de atipia, la necesidad de escisión quirúrgica no está clara. (W, 2005)

2.2.2 Lesiones múltiples: la papilomatosis difusa (papilomas múltiples) puede presentarse como masas mamarias o nódulos en la ecografía, o puede ser la causa de la secreción del pezón y puede verse en la ductografía. La papilomatosis difusa se define como un mínimo de cinco papilomas dentro de un segmento localizado de tejido mamario y puede manejarse definitivamente con escisión (W, 2005)

2.3- Adenosis esclerosante: adenosis esclerosante es una lesión lobular con un aumento de tejido fibroso y células glandulares intercalados. Puede presentarse como una masa o un hallazgo sospechoso en la mamografía (W, 2005)

2.4- Las cicatrices radiales: cicatrices radiales, también llamadas lesiones esclerosantes complejas, son un diagnóstico patológico, por lo general descubre por casualidad cuando se quita o una biopsia de una masa mamaria o anormalidad radiológica. Ocasionalmente, las cicatrices radiales son lo suficientemente grandes como para ser detectadas por una mamografía, que no puede diferenciar de manera confiable entre estas lesiones y el carcinoma espiculado. Las cicatrices radiales se caracterizan microscópicamente por un núcleo fibroelástico con conductos y lóbulos radiantes. (W, 2005)

2.5 - Fibroadenomas simples: los fibroadenomas son el tumor benigno más común en el seno y representan la mitad de todas las biopsias de seno. Los fibroadenomas simples son tumores sólidos benignos que contienen tejido glandular y fibroso. En el 20 por ciento de los casos, se producen fibroadenomas múltiples en el mismo seno o bilateralmente. Aunque originalmente se clasificaron como lesiones no proliferativas, los fibroadenomas ahora se consideran lesiones mamarias proliferativas. Los fibroadenomas generalmente se presentan como una masa móvil bien definida en el examen físico o una masa sólida bien definida en el ultrasonido.

2.5.1-Fibroadenomas gigantes: fibroadenomas gigantes refieren a fibroadenomas histológicamente típicos de más de 10 cm de tamaño

2.5.2 Fibroadenomas juveniles: fibroadenomas juveniles ocurren en mujeres jóvenes entre las edades de 10 y 18 años.

Hiperplasia Atípica
La hiperplasia atípica (AH) incluye tanto la hiperplasia ductal atípica (ADH) como la hiperplasia lobular atípica (ALH). AH es un diagnóstico patológico, generalmente encontrado como un hallazgo incidental en la biopsia de anormalidades mamográficas o masas mamarias. Estas lesiones tienen algunas, pero no todas, las características del carcinoma ductal in situ (DCIS) o del carcinoma lobular in situ (LCIS).
• **Hiperplasia ductal atípica:** la ADH se caracteriza por una proliferación de células epiteliales uniformes con núcleos redondos monomórficos que llenan parte, pero no la totalidad, del conducto involucrado.

ADH comparte algunas de las características citológicas y arquitectónicas del DCIS de bajo grado

- **Hiperplasia lobular atípica:** la ALH se caracteriza por células monomórficas, espaciadas de manera uniforme y dishesivas que llenan parte, pero no toda, del lóbulo involucrado. La ALH también puede involucrar conductos. (Sabel, 2018)

Atipia Plana

La atipia epitelial plana se denomina cambio celular columnar con atipia o hiperplasia celular columnar con atipia. Por lo general, la atipia epitelial plana se diagnostica en biopsias de seno realizadas para calcificaciones encontradas en mamografías de detección. (RUSSO, 2019)

Otras Lesiones Mamarias

Lipoma: los lipomas de mama son tumores benignos, generalmente solitarios, compuestos de células grasas maduras. Estos se presentan como masas suaves, no sensibles y bien circunscritas. (Sabel, 2018)

La necrosis grasa: La necrosis grasa de la mama es una enfermedad benigna que con mayor frecuencia se produce como resultado de un traumatismo o intervención quirúrgica de mama. La necrosis grasa puede confundirse con una neoplasia maligna en el examen físico y puede simular neoplasia maligna en los estudios radiológicos.

Mastopatía diabética: mastopatía diabética, también conocida como la mastitis linfocítica o mastopatía linfocítica, se observa ocasionalmente en mujeres premenopáusicas que tienen larga data diabetes mellitus tipo 1. La presentación típica es una masa mamaria sospechosa con un patrón mamográfico denso. (Sabel, 2018)

Galactocele: los galactoceles (quistes de retención de leche) son acumulaciones quísticas de líquido, generalmente causadas por un conducto lácteo obstruido. Estos se presentan como masas quísticas suaves en el examen físico. En la mamografía, los galactoceles pueden aparecer como una masa indeterminada, a menos que se vea el nivel clásico de líquido graso. (Sabel, 2018)

Hamartoma: los hamartomas son lesiones benignas, también conocidas como fibroadenolipoma, lipofibroadenoma o adenolipoma. Los hamartomas tienen cantidades variables de tejido glandular, adiposo y fibroso. Se presentan como masas discretas, encapsuladas e indoloras o se encuentran de manera incidental en la mamografía de detección. (Sabel, 2018)

Adenoma: los adenomas son neoplasias epiteliales puras de la mama. Se distinguen de los fibroadenomas por sus escasos elementos estromales. (Sabel, 2018)

Telorrea Se define como la salida de secreción liquida a través de los pezones y se clasifica en fisiológica y patológica. En el pezón convergen los conductos galactóforos en los que drenan las células del tejido glandular mamario. Dentro de la anamnesis es importante diferenciar si la telorrea es espontánea o se produce por expresión del pezón, si es o no persistente y si se relaciona con masa o inversión del pezón. Se considera telorrea fisiológica si ésta ocurre únicamente por la compresión externa del pezón (no espontánea) y se considera patológica si se produce fuera del periodo de lactancia, es espontánea y persistente. La secreción fisiológica se caracteriza por ser de color blanquecino, amarillento, verdoso o café. Por el contrario, la secreción patológica suele ser serosa, hialina, sanguinolenta o serohemática. (DIAZ, GARCIA, & ARISTIZABAL, 2014)

Pruebas Diagnósticas y De Tamización
Autoexamen: Es una prueba de tamización que no disminuye la mortalidad en cáncer de mama. Es la forma como las mujeres conocen sus mamas y ante cualquier anormalidad que sea detectada, deben de manera inmediata consultar al servicio médico. Se debe realizar en las mujeres premenopaúsicas ocho días después del periodo menstrual y en las posmenopaúsicas el mismo día de cada mes. (Sabel, 2018)

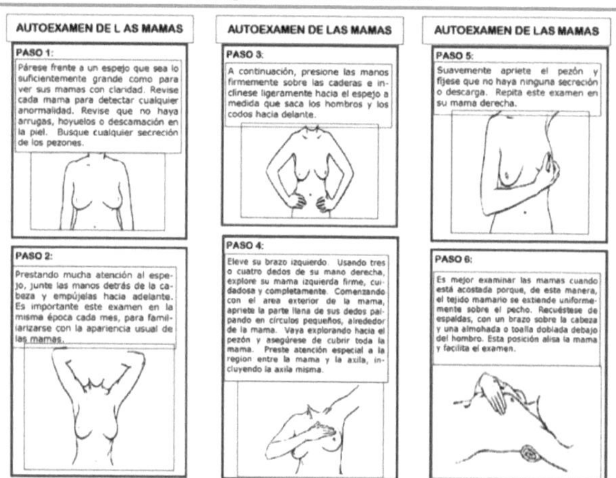

Fuente: tomado de (Ortiz, 2017)

Examen clínico de la mama

Se debe realizar una vez al año como parte del examen clínico general a toda mujer asintomática o sintomática mayor de 40 años y a toda paciente que consulte por síntomas mamarios sin importar la edad. Tiene una sensibilidad de 54% y una especificidad de 94%.

El examen e compone de dos partes: inspección y palpación. Los componentes de un adecuado examen de la mama son: Inspección: Es estática y dinámica. Se realiza descubriendo a la paciente desde la cintura hacia arriba, de frente al examinador, inicialmente con las manos en la cintura y luego detrás de la cabeza. Se observan los siguientes aspectos: (DIAZ, GARCIA, & ARISTIZABAL, 2014)
- Simetría de las glándulas mamarias en cuanto a tamaño y forma
- Inversiones del pezón.
- Masas o bultos.
- Retracciones de la piel o del pezón.

• Áreas de hundimiento o abultamiento.

Palpación: Se realiza inicialmente con la paciente sentada frente al examinador y con las manos detrás de la cabeza. La palpación debe hacerse con las yemas de los dedos índice, corazón y anular (Dedos 2, 3 y 4). Cada área se palpa haciendo tres círculos pequeños a diferente profundidad, inicialmente superficial para buscar posibles lesiones adyacentes a la piel, luego intermedia y por último profunda para hallar lesiones cercanas al músculo pectoral mayor.

Pruebas
Mamografía: Es una radiografía de las glándulas mamarias en la que se toman distintas proyecciones; las más comunes son cráneo-caudal y oblicua. Es importante diferenciar entre una mamografía diagnóstica y una mamografía de tamización. La mamografía diagnóstica se debe ordenar a pacientes mayores de 35 años con hallazgos positivos al ECM, en quienes tiene una sensibilidad de 82 a 94% y una especificidad de 55 a 84%, cuando existe masa palpable.

Las indicaciones de mamografía diagnóstica son:
• Masa palpable en paciente mayor de 35 años.
• Nodularidad asimétrica palpable en paciente mayor de 35 años.
• Telorrea espontánea, persistente y reproducible en paciente mayor de 35 años.
• Cambios cutáneos sospechosos de malignidad en paciente mayor de 35 años.

A diferencia de la mamografía diagnóstica, la mamografía de tamización está indicada únicamente en mujeres asintomáticas en el marco de un programa de tamización.

Se debe realizar cada 2 años en mujeres entre los 50 y 69 años. Si la mujer tiene una expectativa de vida superior a 10 años, se debe continuar realizando con el mismo intervalo de tiempo después de los 70 años . El resultado de la mamografía se debe informar de acuerdo al sistema BIRADS (DIAZ, GARCIA, & ARISTIZABAL, 2014)

TABLA 2. Clasificación de imágenes en mamografía por el Sistema BIRADS (Breast Imaging Reporting and Data System)

BIRADS 0: evaluación incompleta.
BIRADS 1: hallazgos negativos (mamografía normal).
BIRADS 2: hallazgos benignos.
BIRADS 3: hallazgos probablemente benignos, seguimiento a los 6 meses.
BIRADS 4: hallazgos sospechosos, se recomienda realizar una biopsia.
BIRADS 5: hallazgos que sugieren firmemente la presencia de cáncer

Realizada por el Colegio Estadounidense de Radiólogos (American College of Radiology).

Ecografía mamaria: Su utilidad principal radica en establecer la diferencia entre lesiones sólidas y quísticas, palpables y no palpables, dado que la mamografía no puede hacerlo. Debido a la baja sensibilidad de la mamografía en mujeres jóvenes o con mamas densas, la ecografía es una técnica esencial para el diagnóstico y seguimiento de los tumores benignos de la mama.

Las indicaciones de ecografía son las siguientes:
- Masa palpable en una paciente de cualquier edad.
- Nódulos vistos en mamografía para definir si son sólidos o quísticos.
- Asimetría focal o áreas de distorsión de la arquitectura (BIRADS 3) en la mamografía.
- Modularidad asimétrica identificada al ECM en una paciente de cualquier edad.
- Seguimiento de quiste complicado cada 6 meses por 18 meses si hay estabilidad de la lesión. 6. Telorrea espontánea, persistente y reproducible en una paciente de cualquier edad.
- Cambios cutáneos sospechosos en una paciente de cualquier edad. 8. Mama densa (BIRADS 0). (DIAZ, GARCIA, & ARISTIZABAL, 2014)

Resonancia magnética nuclear de mama: Es una modalidad de imagen indicada en el tamizaje de mujeres de alto riesgo (mutaciones BRCA 1 y 2). Es útil también en la evaluación de pacientes con implantes mamarios para descartar ruptura intracapsular de los mismos; en pacientes con masas palpables que tengan mamografía reportada Birads 0 por mamas densas y ecografía normal; por último, en pacientes con cáncer de mama en las que se desea valorar la extensión de la enfermedad (DIAZ, GARCIA, & ARISTIZABAL, 2014)

Aspiración con aguja fina (ACAF): Es una biopsia sencilla que se utiliza para el diagnóstico de quistes complejos sin masa sólida y para masas sólidas palpables muy sugestivas de ser benignas. Tiene un porcentaje de falsos negativos entre 1-35% para lesiones palpables y de más de 68% para las no palpables (DIAZ, GARCIA, & ARISTIZABAL, 2014)

Biopsia con aguja trucut: Es un tipo de biopsia con baja morbilidad que se utiliza para el diagnóstico de lesiones sólidas palpables o no palpables. En el caso de las lesiones palpables mayores de 2cm debe ser realizada por el cirujano de mama, y en las no palpables o menores de este tamaño, se debe ordenar guiada por ecografía para ser tomada por el radiólogo. (DIAZ, GARCIA, & ARISTIZABAL, 2014)

Tratamiento
El Tratamiento está orientado de acuerdo al tipo de Lesión, los siguientes flujogramas nos orientan acerca de qué hacer.

1.- Masa Palpable

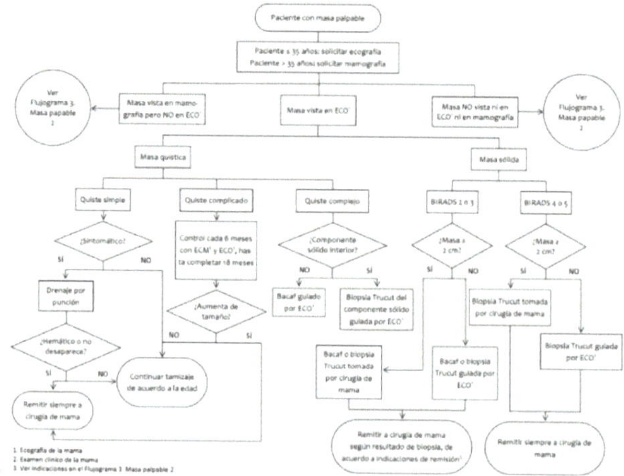

Fuente: Tomado de DIAZ, GARCIA, & ARISTIZABAL (2014)

2.-Masa palpable 2

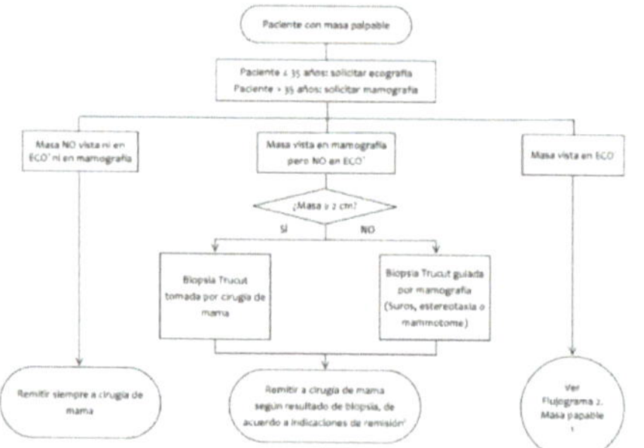

Fuente: Tomado de DIAZ, GARCIA, & ARISTIZABAL (2014)

3. Nodularidad Asimétrica

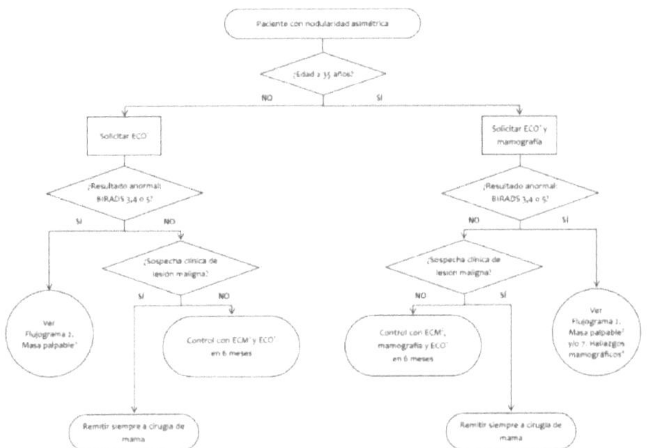

Fuente: Tomado de DIAZ, GARCIA, & ARISTIZABAL (2014)

4.- Telorrea

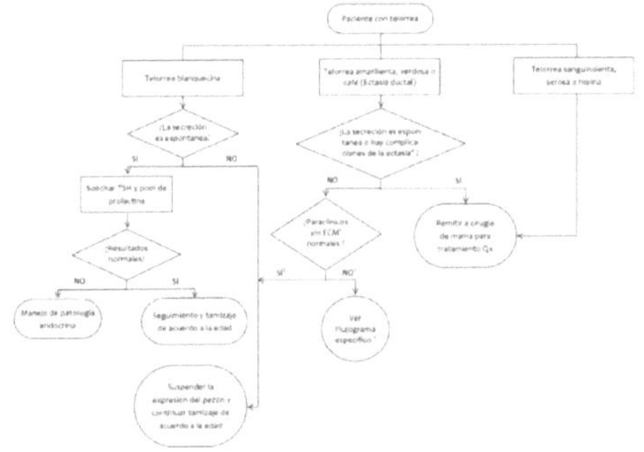

Fuente: Tomado de DIAZ, GARCIA, & ARISTIZABAL (2014)

5.- Cambios Cutáneos

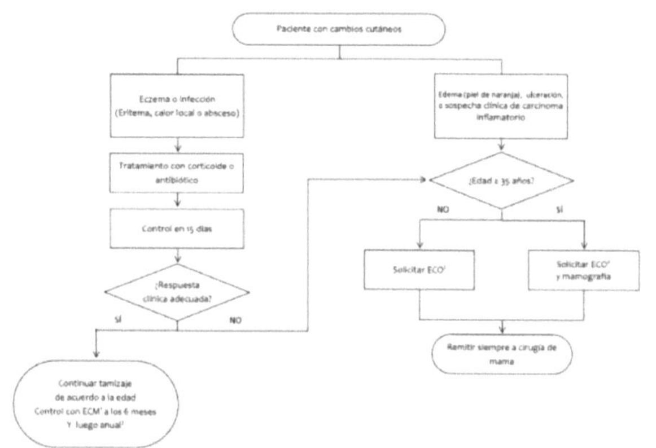

Fuente: Tomado de DIAZ, GARCIA, & ARISTIZABAL (2014)

6.-Hallazgos Mamográficos

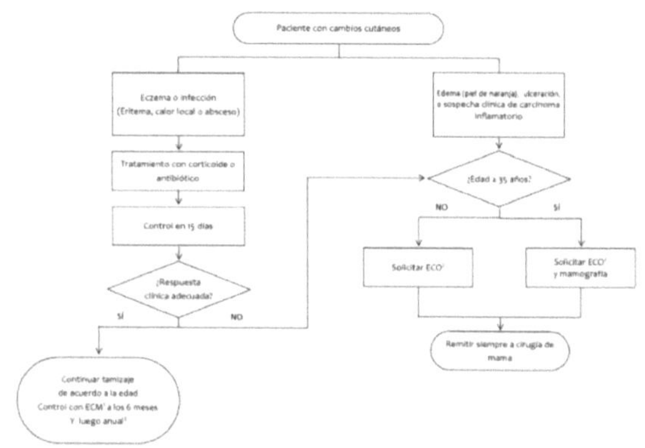

Fuente: Tomado de DIAZ, GARCIA, & ARISTIZABAL (2014)

1.ALVIAR RUEDA, J. D. (2018). Memorias III Curso-Taller de Cirugía Plástica:. Revista de la Universidad Industrial de Santander, 1-5.

2.BARBASH, K., & MATTINGLY, K. (07 de 13 de 2009). BENIGN BREAST DISEASE. Obtenido de https://www.cancer.gov.co/images/pdf/PROTOCOLOS-EN-CURSO/Protocolo%20Patologia%20Mamaria%20Benigna.pdf

3.BORRERO, F. M. (2014). PATOLOGIA MAMARIA BENIGNA. ACTUALIZACION PATOLOGIA OBSTETRICA Y GINECOLOGICA, 170.

4.Charlie, V. (2009). Patologia Mamaria Benigna en Primer y Segundo Nivel de Atencion. 5-10.

5.DIAZ, S., GARCIA, O., & ARISTIZABAL, J. (2014). Protocolo Patologia Mamaria Benigna. Colombia: Intituto Naional de Cancerologia. Obtenido de https://www.cancer.gov.co/images/pdf/PROTOCOLOS-EN-CURSO/Protocolo%20Patologia%20Mamaria%20Benigna.pdf

6.LARONGA , C., TOLLIN, S., & MOONEY, B. (13 de AGOSTO de 2019). UPTODATE. Obtenido de https://www.uptodate.com/contents/breast-cysts-clinical-manifestations-diagnosis-and-management?search=patologia%20mamaria%20benigna&topicRef=806&source=see_link

7.Ortiz, P. (3 de 14 de 2017). Clinica Hospital san Fernando. Obtenido de https://www.hospitalsanfernando.com/articulos-medicos/la-importancia-del-autoexamen-de-mama

8.RUSSO, J. (29 de ABRIL de 2019). UPTODATE. Obtenido de https://www.uptodate.com/contents/breast-development-and-morphology?search=patologia%20mamaria%20benigna&topicRef=806&source=see_link

9.Sabel, M. (16 de 10 de 2018). UPTODATE. Obtenido de https://www.uptodate.com/contents/overview-of-benign-breast-disease?search=patologia%20mamaria%20benigna&source=search_result&selectedTitle=1~77&usage_type=default&display_rank=1

10.W, D. (2005). PUBMED:Factores de riesgo de cáncer de seno en mujeres con enfermedad proliferativa de seno. Obtenido de https://pubmed.ncbi.nlm.nih.gov/3965932/

CAPÍTULO 15

Marjury Alejandra Muriel Tendetza
Patologia Mamaria Maligna

Introducción

El cáncer de mama es una enfermedad, debida al crecimiento anormal y desordenado de células del epitelio de los conductos o lobulillos mamarios que tiene la capacidad de diseminarse. Los tipos histológicos de mayor frecuencia son el carcinoma ductal y el carcinoma lobulillar, con menor frecuencia puede originarse en los tejidos estromales, que incluyen a los tejidos conjuntivos grasos y fibrosos de la mama. (Ministerio de Salud del Gobierno de Chile, 2015)

El diagnóstico y tratamiento temprano mejoran el pronóstico por lo que debe realizarse detección temprana con mamografía de cribado que realizada anualmente reduce la tasa de mortalidad en 25% a 35 % en mujeres de 50 años o más. (Gálvez, 2012)

En mujeres con antecedente familiares de cáncer de mama se recomienda rastreo 5 años antes de la aparición de la enfermedad en el familiar si fue antes de los 45 años, si el riesgo genético está documentado se recomienda rastreo anual a partir de los 25 años. Se debe considerar la presencia de cáncer de mama en hombres, que a pesar de ser bajo en porcentaje, es diagnosticado generalmente en etapas tardías. (Gálvez, 2012)

El Médico de Atención Primaria (APS), suele ser el primer facultativo en enfrentarse a las preguntas, la incertidumbre y la ansiedad de una mujer con algún tipo de alteración mamaria. (Domínguez, 2019)

Las enfermedades de las mamas en la mujer comprenden un espectro de trastornos tanto benignos como malignos que por lo general se manifiestan en forma de dolor mamario, secreción a través del pezón o la presencia de un tumor palpable. Las causas específicas de los síntomas varían según la edad. En las mujeres jóvenes pre menopáusicas predominan las enfermedades benignas, mientras que conforme avanza la edad aumenta la frecuencia del cáncer. (Hoffman et al., 2014)

La exploración de las mamas es una práctica ineludible en toda consulta de atención primaria y/o ginecológica. El examen físico mamario cuidadoso y sistematizado es básico en el cuidado de la mama. (Instituto Nacional del Cáncer, 2016)

Este tema revisará la anatomía, fisiopatología, epidemiologia, manifestaciones clínicas, diagnóstico y tratamiento de la Patología mamaria maligna.

Definición

El cáncer de mama consiste en la proliferación acelerada e incontrolada de células del epitelio glandular. Son células que han aumentado enormemente su capacidad reproductiva. (Santaballa, 2020)

Se describe como un tumor maligno que se origina en el tejido de la glándula mamaria, y tienen la capacidad de entrar en los tejidos sanos de alrededor y de alcanzar órganos alejados e implantarse en ellos. (Asociación Española contra el cáncer, 2016).

Epidemiología

Actualmente el cáncer de mama es de los mayores problemas sanitarios del mundo desarrollado y en vías de desarrollo. Constituye la primera causa de muerte por cáncer en mujeres, y es la patología oncológica más incidente. (Olivas, 2020).

El cáncer de mama es el más común entre las mujeres, pues representa el 16% de todos los cánceres femeninos. (OMS, Carga Mundial de Morbilidad, 2004).

En el Ecuador, la incidencia de Cáncer de mama según estadísticas de Globocan 2018, hubo 28.058 casos nuevos de cáncer, en promedio existen 165 casos de cáncer en todas sus variedades por cada 100.000 mujeres, los cánceres más comunes según su incidencia son: mama 2787 (18,2%), cuello uterino 1612 (10,6%), tiroides 1374 (9%), estómago 1225 (8%) y colorrectal 1123 (7,4%).

Según datos del INEC, el cáncer de mama es una de las principales causas de muerte en las mujeres ocupando el lugar número 11 de la lista de causas generales de muerte femenina en el 2017.

La disminución en las tasas de mortalidad en países desarrollados se explica por la introducción de los programas organizados de tamización y por importantes avances en el tratamiento de quimioterapia citotóxica y hormonoterapia. (Ministerio de Salud y Protección Social, Colciencias, 2013). Entre sus múltiples agentes causales se reconocen factores genéticos, familiares y conductuales. Así, cerca de 5-10% obedece a causas hereditarias y sobre un 85 % son esporádicos. (Ministerio de Salud del Gobierno de Chile, 2015)

La mayor parte de los ellos se relaciona con los antecedentes reproductivos que modulan la exposición hormonal durante la vida. (Santaballa, 2020)

Anatomía y fisiología

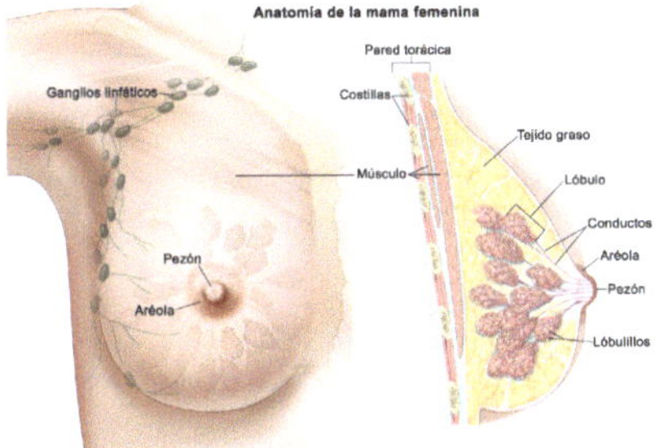

Figura 2. Anatomía de la Mama (Instituto Nacional del Cáncer, S.F.)

La mama corresponde a una glándula exocrina par, relativamente simétrica en volumen y posición cuyo máximo desarrollo se alcanza durante la vida reproductiva y en especial durante la lactancia. (Vinagre, 2015) Se ubica sobre el músculo pectoral entre 2° y 6° costilla, y separada de éste por una aponeurosis, de la cual emergen bandas fibrosas de tejido conectivo que separan los lóbulos y que en su conjunto forman los ligamentos suspensorios de Cooper. (Vinagre, 2015)

La mama está formada principalmente por tejido adiposo (grasa) y la glándula mamaria. Con los ciclos hormonales y el embarazo, el tejido predominante es el glandular, mientras que, tras la menopausia, la glándula se atrofia y el volumen de la mama depende básicamente del tejido adiposo. (Olivas, M. 2020).

La glándula está formada por diferentes lobulillos glandulares (entre 15 y 20), de los cuales salen los conductos galactóforos que confluyen en el seno galactóforo. Esta última estructura comunicará el interior de la mama con el exterior a través del pezón, y es por donde se expulsa la leche en la lactancia. (Olivas, M. 2020).   El complejo areola-pezón (CAP) se encuentra entre la 4ª y 5ª costilla en mamas no ptósicas (no caídas), lateral a la línea medioclavicular. (Olivas, M. 2020)

Se rodea por una porción de piel pigmentada (areola) y que contiene glándulas sebáceas y accesorias de Morgagni, las que forman pequeñas eminencias llamadas tubérculos de Morgagni (Lorca, s.f.) Durante la edad fértil, los acinos y los conductos terminales cercanos a ellos son las estructuras más sensibles a las hormonas ováricas y a la prolactina. La mayor parte de las enfermedades tanto benignas como malignas de las mamas se origina en estas regiones. (Hoffman et al., 2014). En cada ciclo la mama se afecta al igual que el endometrio. Después de la menstruación el aumento progresivo de los estrógenos, las células ductales y ductulares comienzan a proliferar y continúan desarrollándose durante todo el ciclo menstrual. (Instituto Nacional de Cancerología, 2002)

Durante la fase secretora del ciclo menstrual, bajo la influencia de la progesterona, aumenta la proliferación de la estructura de los conductos terminales y existe visualización y aumento de la actividad mitósica de las células epiteliales basales. (Instituto Nacional de Cancerología, 2002)

Las células del estroma proliferan y, además existe edema del estroma. Este efecto combinado del estrógeno y de la progesterona sobre los elementos intralobulillares de la mama son la causa de la sensación de tumefacción que se experimentan las mujeres en la fase premenstrual del ciclo. (Instituto Nacional de Cancerología, 2002)

Su irrigación está dada por ramas perforante de las arterias torácica interna, intercostales y de la arteria axilar (torácica superior, torácica lateral y ramas de la acromio-torácica). Las venas circulan paralelas a las arterias. La inervación es sensitiva es abundante y proviene de los nervios intercostales (2°-6°). El drenaje linfático, muy importante en la diseminación del cáncer, drena en un 70% finalmente hacia nódulos axilares, los que clásicamente se han clasificado en tres niveles: I, II y III según su posición con respecto al músculo pectoral menor. El resto del drenaje va hacia linfonodos subclaviculares y accesorios a la arteria torácica interna. (Vinagre, 2015)

Factores de riesgo de cáncer de mama

Según Lorca (S/F.) Clásicamente se han catalogado los factores de riesgo (FR) en mayores (aumentan el riesgo en más de 2 veces) y menores (aumentan el riesgo en menos de 2 veces).

Factores de riesgo mayores

- Sexo: es más predominante en el sexo femenino, solo el 1% de los casos ocurren en hombres.
- Antecedente personal de cáncer de mama.
- Biopsia previa con hiperplasia epitelial atípica. - Aumenta el riesgo de cáncer invasivo.
- Historia familiar de cáncer de mama (madre o hermana).
- Presencia de mutación del gen BRCA-1 y 2.- Explica el 5-10% de los cánceres de mama.
- Exposición a la radiación. - cuando le exposición de produce a edad joven y con dosis altas.
- Densidad mamográfica aumentada. - Puede guardar relación con una involución menos completa de los lobulillos al final de cada ciclo menstrual, lo que a su vez puede aumentar el número de células potencialmente susceptibles a la transformación neoplásica. (Abbas, 2013)

Factores de riesgo menores

- Edad: La edad media en el momento del diagnóstico es de 61 años para las mujeres blancas, 56 para las hispanas y 46 para las afroamericanas. Es muy raro en todos los grupos antes de los 25 años. (Abbas, 2013).
- Raza: las mujeres blancas no hispanas y africanas tienen tasas más altas de cáncer de mama.

- Factores reproductivos. - Menarquia precoz y menopausia tardía; nuliparidad y 1° parto después de los 30 años.
- Enfermedades mamarias benignas proliferativas. - Adenosis esclerosante, lesiones esclerosantes radiales y complejas, hiperplasia epitelial ductal florida, lesiones papilares y fibroadenoma complejo.
- Ingesta crónica de alcohol.

Terapia de reemplazo hormonal: Posmenopáusica aumenta el riesgo en 1,2 y 1,7 veces, la adición de progesterona aumenta más el riesgo.

También se han descrito algunos factores protectores como son la lactancia materna, la actividad física con frecuencia, así como los hábitos de vida saludables relacionados con la dieta y evitar el consumo de alcohol, tabaco y otras drogas. (Olivas, M. 2020)

Clínica de la patología mamaria
Anamnesis: Signos y síntomas, investigar factores de riesgo.

Exploración física de las mamas: inspección y palpación tiene una especificidad de 90%, Asimetrías, tumoraciones, deformidades en piel, en pezones, realizar examen de la axila, región supraclavicular e infra-clavicular y surco submamario. (Galvez, 2012)

Síntomas y Signos Mamarios
Entre los síntomas más importantes se debe considerar: tumoración mamaria o axilar que es la manifestación y causa de consulta más frecuente–, secreción por el pezón, retracción del pezón o de la piel, otros cambios en la piel como la "piel de naranja", cambios recientes en el tamaño o forma de la mama, dolor mamario. (Instituto Nacional del Cáncer, 2016)

Enfoque sindrómico de la patología mamaria
Nódulo mamario
Es el principal signo presente en los cánceres. Su ubicación más frecuente es en los cuadrantes súpero-externos (CSE). (Instituto Nacional del Cáncer, 2016). Se evalúa la movilidad, bordes y la consistencia de la masa. Según (Lorca, S.F.) los nódulos pueden ser producidos principalmente por: Cáncer

de mama, fibroadenoma, cambios fibroquísticos y macroquistes.

Lesión del pezón

Debe investigarse toda erosión del extremo del pezón para descartar enfermedad de Paget que, en etapas avanzadas, compromete la areola en forma de placa superficial. (Santaballa, 2020)

La enfermedad de Paget representa menos del 1%, clínicamente se manifiesta como una erupción eczematosa del complejo telo-areolar. Se asociada al carcinoma ductal subyacente in situ (CDIS). (Instituto Nacional del Cáncer, 2016)

Descarga por el pezón

Es infrecuente. Tiene valor si es HEMÁTICO, UNILATERAL y UNÍPORO. (Instituto Nacional del Cáncer, 2016)

Mastalgia

Es un signo tardío y sólo presente en el 5% de las pacientes como síntoma inicial. (Abbas, 2013)

La mastalgia tendría un origen multifactorial, siendo el factor más aceptado el edema del estroma de la mama secundario a las fluctuaciones de los niveles de estrógeno y progesterona, provocando inflamación y aumento de la consistencia mamaria. (Vinagre, 2015)

Signos axilares

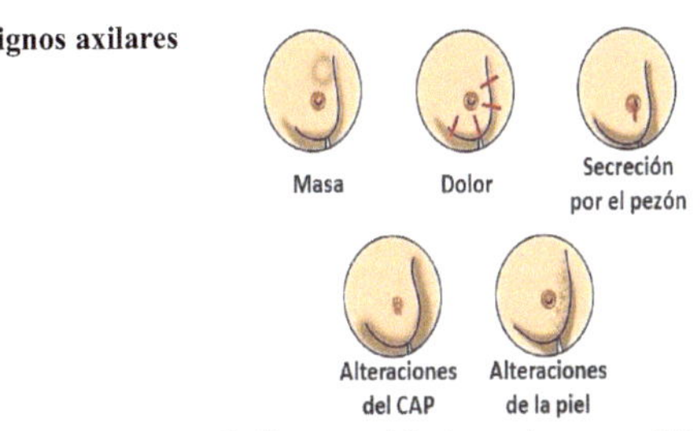

Figura 3. Síntomas del cáncer de mama. Olivas (2020)

Las adenopatías metastásicas son inicialmente móviles y de difícil diferenciación de las lipomatosas o inflamatorias. Cuando el tumor supera la cápsula del ganglio e invade estructuras vecinas, puede palparse un conglomerado ganglionar. (Instituto Nacional del Cáncer, 2016)

Signos supraclaviculares

Las fosas supraclaviculares no presentan normalmente adenopatías palpables. El solo hecho de palpar un ganglio en esta localización debe ser considerado patológico. (Hoffman et al., 2014)

Signos tardíos: retracción fija del pezón, edema de piel, infiltración de piel, ulceración, nódulos satélites.

Diagnóstico

Auto - examen; Es un procedimiento realizado por la mujer para examinarse física y visualmente y detectar cualquier cambio en sus mamas o axilas. No se ha demostrado que el examen por sí solo pueda determinar con precisión la presencia de cáncer de mama. Por lo tanto, la auto evaluación no se debe utilizar para reemplazar, sino para complementar, el examen clínico de las mamas, realizado por un profesional de la salud y la mamografía (Torres-Roman, Arce-Huamani, Ruiz, & Mejía, 2017)

El autoexamen de mamas debe realizarse regularmente, a partir de los 20 años y durante toda su vida; aún si están embarazadas o después de la menopausia. (Núñez & Ramadán, 2017)

Diagnóstico definitivo: histopatológico (indicación: lesiones BIRADS 4 y 5).

Estudios por imágenes

Mamografía: Es la prueba más utilizada para el screening en la población general, aunque hasta un 15% de las neoplasias no son visibles por mamografía. Para clasificar el resultado obtenido se utiliza la Escala BIRADS (Breas Imaging Reporting and Data System).(Núñez & Ramadán, 2017)

Las imágenes sospechosas de malignidad (BIRADS 4-5) suelen incluir masas espiculadas, distorisiones del parénquima, y microcalcificaciones (entre 0.1-1mm) especialmente si son polimorfas, irregulares, agrupadas o arboriformes. De observar imágenes sospechosas de malignidad, será necesario completar el estudio con una ecografía. (Sociedad Americana contra el Cáncer, 2020)

Ecografía

Es la prueba de elección en pacientes menores de 35 años que tengan sospecha de malignidad. En caso de observar imágenes sospechosas, habrá que realizar una mamografía, aunque la paciente sea joven. Esta prueba permite caracterizar la masa como sólida o líquida (quistes), así como observar si los bordes están bien o mal definidos. A esta prueba se le suele unir el Doppler que permite identificar el flujo sanguíneo, observando si la lesión identificada tiene gran aporte vascular o no. A diferencia de la mamografía, la ecografía permite observar las adenopatías axilares. (Olivas, M. 2020)

Categoria	Significado
BIRADS 0	Sin datos concluyentes
BIRADS 1	Normal
BIRADS 2	Claramente benigno
BIRADS 3	Probablemente benigno
BIRADS 4	Sospechoso de malignidad
BIRADS 5	Altamente sospechosos de malignidad
BIRADS 6	Malignidad confirmada mediante biopsia

Figura 4. Escala BIRADS. Olivas (2020)

Imágenes por resonancia magnética (MRI)

Es una prueba altamente sensible, pero poco específica. A veces se utiliza en las mujeres que ya han sido diagnosticadas con cáncer de seno, para ayudar a medir el tamaño del cáncer e identificar otros tumores. (Taghiian & Merajver,

2020). Es útil cuando la ecografía y la mamografía no son concluyentes. Suele ser la prueba de elección en pacientes con implantes de silicona. (Sociedad Americana contra el Cáncer, 2020)

Biopsia

Tras las sospechas aportadas por las anteriores pruebas de imagen y pudiendo haber localizado la lesión, el diagnóstico definitivo lo aporta la biopsia de la lesión. (Olivas, M. 2020)

- Biopsia por aspiración con aguja fina (FNA). - se utiliza una aguja hueca y muy fina para extraer (aspirar) mediante una jeringa una pequeña cantidad de tejido de la región que causa sospecha. (Gálvez, 2012)

- Biopsia por punción con aguja gruesa. - se utiliza una aguja más grande para tomar muestras de los cambios del seno que el médico palpó o que se observó en una ecografía, un mamograma o una MRI. (Bonnie, 2020)

- Biopsia quirúrgica (abierta). - es necesario realizar una cirugía para extirpar toda o parte de una masa con el fin de examinarla. El cirujano extirpa la masa o el área anormal totalmente, así como el margen alrededor de tejido mamario normal.(Núñez & Ramadán, 2017)

- Biopsia de ganglios linfáticos. - Esto podría hacerse al mismo tiempo que la biopsia del tumor del seno, o cuando se extirpa el tumor durante la cirugía. Esto se hace mediante una biopsia con aguja, o una biopsia del ganglio linfático centinela, y/o una disección de los ganglios linfáticos axilares. (Sociedad Americana contra el Cáncer, 2020)

A parte del diagnóstico definitivo, la biopsia permite identificar el subtipo para realizar el tratamiento más adecuado.

Subtipos del cáncer de mama

Podemos realizar dos clasificaciones principales, una según la histología observada al microscopio óptico mediante tinciones clásicas, y otra en función del análisis molecular de diversas proteínas o indicadores como los receptores de membrana. (Santaballa, 2020)

Subtipos histológicos
Carcinoma ductal
- In situ (CDIS): representa el 3.3 y 5.6% de los cánceres de mama, el pronóstico está condicionado por la presencia de necrosis y alto grado de indiferenciación nuclear. (Ramirez, s/f)
- Infiltrante: Constituyen alrededor del 80% de todos los cánceres de mama. Se subclasifica en distintas variedades por sus componentes y formas de crecimiento (sólido, papilar, cribiforme, escirro). (Ramirez, S/F)

Carcinoma lobulillar
- In situ (CLIS o carcinoma intralobular): Proliferación celular monomórfica en los lóbulos y en los ductos interlobulares terminales, con dilatación de los acinos. El 70% son multicéntricos y el 30% bilaterales. Su incidencia es del 0.8-1.5%. (Ramirez, S/F) Infiltrante: Su frecuencia alcanza el 3.7-5.8% de los cánceres de mama. Tumor fibroso, de células pequeñas, que crecen en hileras (patrón en fila india) o concéntricamente alrededor de los pequeños ductos (patrón en diana). (Ramirez, S/F)

Subtipos moleculares
Subtipo luminal: tiene una expresión genética similar a las células luminales de una mama sana. Expresan genes en función de los receptores de estrógenos y progesterona y con su activación. (Olivas, M. 2020).

Luminal A: representa el 40%. Poseen una alta expresión de genes relacionados con receptores hormonales (de estrógenos y/o de progesterona) y baja expresión de genes relacionados con HER-2-Neu y de proliferación. (Olivas M. , 2020)

Luminal B: Engloban el 20%. Con peor pronóstico que los anteriores. Tienen expresión alta de los genes de proliferación, expresión de genes relacionados con receptores hormonales (más frecuentes de estrógenos que de progesterona y expresión variable de Her-2-Neu. (Olivas, M. 2020)
Subtipos Her-2 enriquecidos: suponen hasta el 15%. Tiene una alta expresión de genes relacionados con Her-2-Neu y baja expresión de genes relacionados con receptores hormonales. (Santaballa, 2020)

Tripe negativo: (negativos para receptores hormonales y Her-2) (Lorca, S.F.)

Estadios del cáncer de mama

La determinación del estadio es un modo de describir dónde se encuentra el cáncer, cuánto ha crecido, si se ha diseminado. Los médicos usan pruebas de diagnóstico para averiguar el estadio del cáncer, por lo que tal vez no pueda determinarse el estadio hasta que se hayan realizado todas las pruebas. (ASCO, 2017)

El sistema de clasificación TNM se basa en el tamaño del tumor (T) y su extensión a los ganglios linfáticos regionales (N) o a otras partes del cuerpo (M). El estadio, por lo general, no se conoce hasta después de la cirugía en la que se extirpa el tumor y se analiza el estado de los ganglios axilares. (Santaballa, 2020)

Estudios de metástasis mamaria

• **Radiografía de tórax:** esta prueba podría hacerse para saber si el cáncer se ha propagado a sus pulmones. (Santaballa, 2020)

• **Tomografía:** Este estudio se usa con más frecuencia para observar el área del tórax y/o el área del abdomen para saber si el cáncer de seno se ha propagado hacia otros órganos. También se puede usar para guiar la aguja de una biopsia hacia una región que requiera de más atención. (American College of Obstetricians and Gynecologists, 2019)

• **Tomografía por emisión de positrones:** en este estudio, conocido en inglés como PET, se introduce una forma de azúcar radiactivo (llamado FDG) en una vena y pasa por todo el cuerpo. Las células cancerosas absorben altas cantidades de esta azúcar. Luego, una cámara especial toma imágenes que muestran las áreas donde el azúcar se acumuló en todo el cuerpo. Una PET se combina a menudo con una CT (conocido como un estudio PET/CT). (Sociedad Americana contra el Cáncer, 2020)

• **Gammagrafía ósea:** este estudio puede ayudar a mostrar si el cáncer se ha propagado a sus huesos. Se parece a una PET, aunque utiliza una sustancia radiactiva diferente que se asienta en las áreas de cambio de los huesos. Puede mostrar todos los huesos de su cuerpo al mismo tiempo y puede detectar pequeñas áreas de propagación del cáncer no vistas en las radiografías regulares. (American Cancer Society, 2019)

Estadio 0 o carcinoma in situ:

Carcinoma lobulillar in situ: lesión en la que hay células anómalas en el revestimiento del lobulillo. Raramente se convierte en cáncer invasor pero aumenta el riesgo de padecer cáncer de mama tanto en la mama de la lesión como en la contralateral.

Carcinoma ductal in situ o carcinoma intraductal: lesión en la que hay células anómalas en el revestimiento de un conducto. No es una lesión invasiva pero si se deja evolucionar, puede convertirse en un carcinoma infiltrante o invasor.

Estadio I.

El tumor mide menos de 2 cm y no se ha diseminado fuera de la mama.

Estadio II. Incluye cualquiera de los siguientes:

El tumor mide menos de 2 cm pero ha afectado a ganglios linfáticos de la axila.

El tumor mide de 2 a 5 cm (con o sin diseminación ganglionar axilar).

El tumor mide más de 5 cm pero no ha afectado a los ganglios linfáticos axilares

Estadio III o localmente avanzado. A su vez se divide en:

Estadio IIIA. Incluye los siguientes:

El tumor mide menos de 5cm y se ha diseminado a los ganglios linfáticos axilares de forma palpable o a los ganglios situados detrás del esternón.

El tumor mide más de 5 cm y se ha diseminado a los ganglios linfáticos axilares o a los ganglios situados detrás del esternón .

Estadio IIIB.
Es un tumor de cualquier tamaño que afecta a la pared del tórax o a la piel de mama.

Estadio IIIC. Es un tumor de cualquier tamaño con:
Afectación de más de 10 ganglios axilares.
Afectación de ganglios axilares y de ganglios situados detrás del esternón.
Afectación de ganglios situados por debajo o por encima de la clavícula.

Estadio IV

El tumor se ha diseminado a otras partes del cuerpo.

Figura 5. Estatificación del cáncer de mama. Santaballa (2020)

Tratamiento

El tratamiento del cáncer de mama depende del tipo de cáncer y del grado de diseminación. Las personas con cáncer de mama frecuentemente reciben más de un tipo de tratamiento (CDC, 2018) (Sociedad Americana del cáncer, 2017)

El objetivo principal del tratamiento del cáncer de mama será la cura de la enfermedad, simpre y cuando no esté en los estadios más avanzados. (Olivas, M. 2020)

Cirugía: Es el primer paso a seguir en los estadios I y II. En estadio III se suele dar antes la quimioterapia (tratamiento neoadyuvante) para reducir el tumor. Es de destacar que la cirugía del cáncer de mama tiene dos áreas distintas: la mama y la axila. (Santaballa, 2020)

Cirugía de la Mama

En primer lugar, en la mama debe extirparse el tumor asegurando unos márgenes de seguridad. De este modo podemos diferenciar dos posibilidades quirúrgicas:

- **La oncoplástica y las cirugías conservadoras:** permiten a la mujer mantener parte de la mama, debiendo recibir tratamiento radioterápico tras la cirugía. A menor tumor mejor resultado estético. Es muy importante destacar, que la radioterapia altera en cierto grado el resultado obtenido en la cirugía oncoplástica. (Olivas, M. 2020)
- **La cirugía radical:** se refiere a la mastectomía, donde se realiza la extirpación de la mama y del complejo areola-pezón. Esta técnica requiere de manera obligatoria la posterior reconstrucción. (Olivas, M. 2020)

Cirugía de Axilar

Tiene como principal objetivo conocer el estado de los ganglios linfáticos. Este estudio tiene su inicio con la biopsia del ganglio centinela, que consiste en localizar en primer ganglio en los que podrían encontrarse células tumorales en el caso que la neoplasia hubiese iniciado su diseminación. La evaluación de este ganglio, predice el estado del resto de la axila en más del 90% de los casos. En función del resultado histológico del ganglio, encontramos dos posibles posibilidades (Ministerio de Salud del Gobierno de Chile, 2015)

- El ganglio centinela es negativo: Se considera que el resto de la axila es sana y no es necesario realizar linfadenectomía.
- El ganglio centinela es positivo: Se supone que la enfermedad está en diseminación y está indicado realizar la linfadenectomía para el estudio completo de los ganglios.

La linfadenectomía axilar consiste en extirpar toda la grasa de la zona, incluyendo los diferentes grupos ganglionares. Esta intervención provoca gran morbilidad al brazo, ocasionando linfedema en algunas pacientes. Se estima que aproximadamente el 30% de las pacientes tratadas de cáncer de mama desarrollan linfedema a los 12-24 meses tras la cirugía, aunque la cifra varía según factores como la obesidad y el antecedente de cirugía axilar, entre otros. Esta cifra puede aumentar al 50% si la paciente ha recibido tratamiento radioterápico. (Sociedad Americana contra el Cáncer, 2020)

Radioterapia

Los ciclos de radioterapia buscan reducir el riesgo de recidiva local de la neoplasia, está indicada en todos los casos de cirugía conservadores donde se ha quitado el tumor, pero no la mama completa. En caso de haber realizado mastectomía, también será necesario recibir radioterapia en carcinomas inflamatorios, si hay márgenes positivos o con distancia menor de 1 mm, se trata de neoplasias avanzadas o si los ganglios fueron altamente positivos (más de 3 o 4 ganglios afectos). Estos ciclos suelen aplicarse a la pared torácica, fosas supra e infraclaviculares, axila y en ocasiones la zona paraesternal. (American Cancer Society, 2019)

La radioterapia no está exenta de complicaciones, ya que provoca fibrosis de los tejidos con toxicidad cutánea e hiperpigmentación de la zona tratada. (Galvez, 2012)

Tratamiento hormonal

Este tratamiento sólo es aplicable en neoplasias donde el análisis histológico ha demostrado que expresa receptores hormonales. El fármaco más utilizado es el tamoxifeno, que bloquea el receptor estrogénico a nivel mamario, aunque lo estimula a nivel endometrial. Otros fármacos utilizados son los análogos de la hormonal liberadora de gonadotropinas y los inhibidores de la aromatas. El tratamiento hormonal se suele administrar durante 5 años. (Núñez & Ramadán, 2017)

Terapia biológica: en los últimos años ha tenido bastante aceptación el transtuzumab, anticuerpo monoclonal que bloquea el receptor Her-2-Neu. En la misma línea se están investigando otros anticuerpos que revolucionarán el tratamiento del cáncer de mama. (Instituto Nacional del Cáncer, s.f.)

Quimioterapia

Se suele usar en tumores con receptores hormonales negativos y alta proliferación y con un tamaño mayor de 0.5-1 cm, según el criterio del protocolo seguido por las Unidades de Patología Mamaria. Como en otros tumores, la quimioterapia se utiliza para el tratamiento de la enfermedad a distancia. Otro criterio para la administración de quimioterapia es la edad, obteniéndose mayor beneficio en pacientes jóvenes. (Santaballa, 2020)

Pronóstico

Depende de la extensión de los ganglios linfáticos, el número de los ganglios axilares, el tamaño del tumor primario, el grado tumoral, el estadio tumoral, la presencia de receptores de estrógenos y progesterona, la edad de la paciente y la presencia de proteína HER 2. (Human Epidermical growth factor Receptor, 2018)

1.American Cancer Society. (2019). Acerca del Cáncer de Seno. Sobre el Cáncer, 1–19. https://doi.org/1.800.227.2345.

2.Bonnie, J. (2020). Características clínicas, diagnóstico y estatificación del cáncer de mama recién diagnosticado. UpToDate, 1–32. Recuperado de https://www.uptodate.com/contents/clinical-features-diagnosis-and-staging-of-newlydiagnosed-breast-cancer/print?search=cancer de mama&so…

3.Dominguez, M. (2019). MANEJO DE PATOLOGIA MAMARIA BENIGNA EN ATENCION PRIMARIA 3o Recuperado de: https://www.quironsalud.es/es/comunicacion/agenda-eventos/3-jornada-ginecologiaobstetricia-atencion-primaria.ficheros/1258707-Manejo de patología mamaria benignaen Atención Primaria. Dra Nuño.pdf

4.Hoffman, B., Schorge, J., Schaffer, J., Halvorson, L., Bradshaw, K., & Cunningham, G. (2014). Williams GINECOLOGIA (2da edicio; Biomedical Communications Graduate Program, Ed.). Dallas,Texas: McGRAW-HILL INTERAMERICANA EDITORES, S. A. de C. V.

5.Instituto Nacional de Cancerología. (2002). Compendio de Anatomía Patológica de la Glándula Mamaria (1era Edici). Recuperado de http://www.salud.gob.mx/unidades/cdi/documentos/DOCSAL7249.pdf

6.Instituto Nacional del Cáncer. (2016). Manual operativo de evaluación clínica mamaria (4 ta edici; M. Viniegra & B. Rosana, Eds.). Recuperado de https://www.mastermastologia.com/wp-content/uploads/2014/07/DOCUMENTO-PDF-LIBRO-FEMAweb.pdf

7.Ministerio de Salud del Gobierno de Chile. (2015). Guías Clínicas AUGE Cáncer de Mama (1 era Edic).Recuperado de https://www.minsal.cl/wpcontent/uploads/2015/09/GPC-CaMama.pdf

8.Ministerio de Salud y Protección Social, Colciencias, I. N. de C. E.-F. (2013). Guía de práctica clínica (GPC) para la detección temprana, tratamiento integral, seguimiento y rehabilitación del cáncer de mama. Recuperado de www.minsalud.gov.co

9.Núñez, S., & Ramadán, C. (2017). Calidad de vida en pacientes con diagnóstico de cáncer de mama en estadio II y III sometidas a mastectomía radical tratadas en el hospital de la Sociedad de Lucha contra el Cáncer (SOLCA) núcleo Quito durante enero de 2014 DICIEMBRE DE 2016 (PONTIFICIA UNIVERSIDAD CATOLICA DEL ECUADOR). Recuperado de http://repositorio.puce.edu.ec/bitstream/handle/22000/15240/CALIDAD DE VIDA EN PACIENTES CON DIAGNOSTICO DE CANCER DE MAMA EN ESTADIO II Y III SOMETIDAS A MA.pdf?sequence=1&isAllowed=y

10.Ramírez, J. (s/f). Patología Maligna de Mama. 1–12. Recuperado de https://www.uv.es/jvramire/apuntes/curs 2011-12/TEMA G-15.pdf

11.Sociedad Americana contra el Cáncer. (2020). Recomendaciones de la Sociedad Americana Contra El Cáncer para la detección temprana del cáncer de seno. 1–77. Recuperado de https://www.cancer.org/es/cancer/cancer-de-seno/pruebas-de-deteccion-y-detecciontemprana-del-cancer-de-seno/guias-de-la-sociedad-americana-contra-el-cancer-para-ladeteccion-temprana-del-cancer-de-seno.html.

12.Taghiian, A., & Merajver, S. (2020). Descripción general del tratamiento de recién diagnosticado cáncer de mama, no metastásico - Día. uptodate, 1–28. Recuperado de https://www.uptodate.com/contents/overview-of-the-treatment-of-newly-diagnosed-nonmetastatic-breast-cancer/print?search=cancer de mama.

13.Abbas, A. K. (2013). Robbins. Patología Humana - 9ª Edición. España.

14.Bertrán, A. (7 de febrero de 2020). Sociedad Española de Oncología Médica. Obtenido de https://seom.org/info-sobre-el-cancer/cancer-de-mama?showall=1

15.Gálvez, A. (12 de agosto de 2012). MAMOGRAFIA técnica y lectura - Lic. Alejandra Gálvez-. Obtenido de https://sites.google.com/site/mamografiarx/cancer-de-mama.

16.Instituto Nacional del Cáncer. (s.f.). Instituto Nacional del Cáncer de los Institutos Nacionales de la Salud de EE. UU. Obtenido de https://www.cancer.gov/espanol/publicaciones/diccionario/def/glandula-mamaria.

17.Lorca, G. (s.f.). Biblioteca Digita Dinámica para Estudiantes y Profesionales de la Salud. Obtenido de https://sintesis.med.uchile.cl/index.php/respecialidades/rginecologia-y-obstetricia/135-revision/r-ginecologia-y-obstetricia/1686-48-patologiabenigna-y-maligna-de-la-mama.

18.Olivas, M. (13 de marzo de 2020). Cirugía de la Mama .com. Obtenido de Anatomía de la Mama: https://www.cirugiasdelamama.com/anatomia-de-la-mama.

19.Olivas, M. (13 de marzo de 2020). CirugiasdelaMama.com. Obtenido de https://www.cirugiasdelamama.com/cancer-de-mama.

20.Vinagre, L. (11 de noviembre de 2015). Asociación Española de Cirugía. Obtenido de Vinagre.AnatomíaQuirúrhttp://www.aecirujanos.es/publicados_por_la_AEC/guia_cirugia_mama/capitulo1_guia_cirugia_mama.

CAPÍTULO 16

Ian Nicolay LLerena Duque
Planificación Familiar

Introducción

Para el desarrollo del capitulo se realizo una valoración previa del nivel de evidencia y de recomendación de cada método descrito de acuerdo con lineamientos definidos a nivel internacional.

El contar con un conocimiento adecuado en planificación familiar, permitirá que los servicios de salud logren ser un apoyo para todas las persona que buscan una formación adecuada de una familia. Si bien el objetivo principal de los métodos de planificación familiar es la reducción de los embarazos no deseados, debemos comprender que va mas allá de ese objetivo, por dicha razón los métodos de planificación familiar se constituyen en la principal herramienta de la atención primaria de salud. Al manejar de manera correcta los diferentes métodos de planificación y realizar una adecuada recomendación, logra reducir de manera drástica los embarazos no planificados que a su vez conllevan a mejorar los ámbito biopsicosociales y económicos de la población (Sanchez y Silva, 2016).

Si bien la planificación familiar para la mayoría de las personas se relacionó con la prevención de embarazos, no podemos dejar de lado la capacidad de algunos métodos para realizar control de enfermedades de transmisión sexual. dando así una doble importancia a este tema (Cleland y Benova, 2015).

Al entender la importancia de los métodos de planificación familiar, debemos comprender también el porqué las personas no logran obtener respuesta a la necesidad de una planificación adecuada, entre las razones encontramos que en muchos casos los insumos son escasos o las opciones están encasilladas dentro de limites muy cortos, esto asociado a que en muchas regiones, quien usa planificación será etiquetado y hasta juzgado ya sea por la pareja o por la comunidad, esto causa que la mayoría de mujeres prefiera evitar un contacto con un método (Prendes, Aparicio, Guibert y Lescay, 2001).

Como médicos, debemos superar estas barreras y promover el uso de métodos, siempre con información clara para evitar fracaso del método o el miedo de los efectos secundarios; ya que estas son causas para desechar el uso de planificación familiar (Cravioto, 2018).

Con este capitulo se busca entregar al personal de salud las herramientas adecuadas para que esa tarea logre ser llevada de la mejor manera, y permitiendo que sea amigable para que de esa forma se logre llevar a la comunidad a un crecimiento económico, social y biológico adecuado. (Varela, 2014)

GRAFICO 1

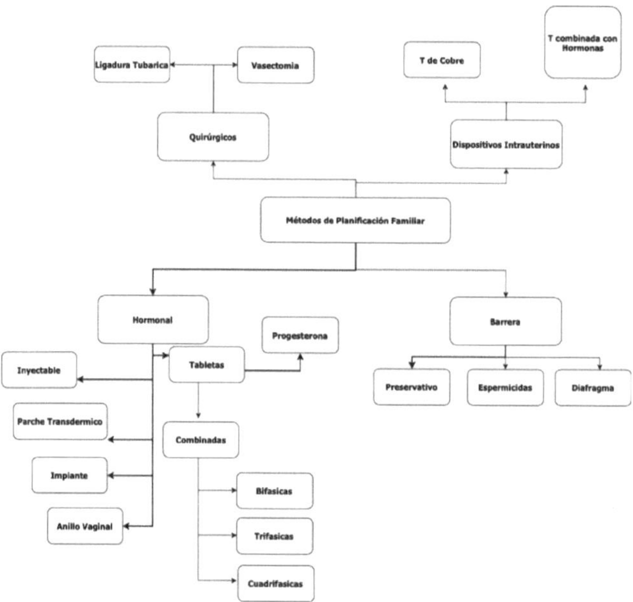

Métodos Hormonales

Los Anticonceptivos hormonales, están basados en las hormonas femeninas (Estrógeno y Progesterona) los mismos que son sintetizados en laboratorio, buscando producir un feedback negativo en el proceso de producción hormonal, buscando de esa manera bloquear los picos fisiológicos y de esa manera evitar la ovulación, que como resultado será el evitar un embarazo. (Andarve-Hidalgo, Falguera y Seguranyes, 2016)

Pildoras Anticonceptivas

Las píldoras anticonceptivas se pueden subdividir en píldoras combinadas (Estrógeno sintético + Progestágeno Sintético) también llamadas Anticonceptivos Combinados Orales (ACOs) y las píldoras que contienen solo Progesterona, este método es altamente eficaz cuando es usado adecuadamente, y es el que menos efectos secundarios suele presentar durante su uso. (Vasquez, Celis y Neyro, 2020)

Anticonceptivos Combinados Orales

Este tipo de anticonceptivos son los mas usados al rededor del mundo, su aparecimiento se remonta a aproximadamente 60 años atrás, en este tipo de píldoras, contamos con varios subtipos, que se clasifican por la concentración de progesterona y estrógeno en cada dosis de esta manera encontramos monofásicos y multifásico (bifásicos y trifásicos) (Ver Gráfico 1.1). es importante recalcar que la dosis de hormonas que se encuentran en la píldora anticonceptiva a ido disminuyendo hasta llegar a una micro dosis (Neyro, Celis y Gomez, 2015).

El efecto principal de las píldoras es la inhibición de la ovulación, el cual se produce por la liberación de progesterona y estrógeno, permitiendo de esta manera que los picos fisiológicos no se produzcan. Esto se da porque el estrógeno actúa sobre la hormona folículo estimulante y la inhibe, con esto se logra una supresión de la Hormona Luteinizante, produciendo que los folículos no progresen en el desarrollo y de este modo evitando que el folículo dominante aparezca.

Todo lo antes mencionado, unido a la progesterona que inhibe el crecimiento folicular junto a una atresia ovárica, evitan que se de la ovulación.

es importante recalcar que la progesterona a demás causa cambios en el moco cervical volviéndolo mas espeso, logrando de esa manera que los espermatozoides no logren cruzar esa barrera física (Garcia, Neyro y Carrasco, 2020).

A pesar que aparentemente cada hormona logra evitar la ovulación, es la unión de estas dos lo que permite que se produzca un efecto seguro a dosis bajas, logrando un constante efecto para evitar un embarazo.

Para iniciar con el manejo de este método anticonceptivo la primera píldora debe ser tomada el primer día del ciclo menstrual. Inicialmente se mantenía un tratamiento de 21 días con un periodo sin píldoras, sin embargo con el transcurso de los años se ha añadido 7 tabletas de placebo al final hasta lograr 28 días de pastilla, buscando una regularidad en el tratamiento pero sobre todo para mantener una regularidad y un mejor apego al tratamiento (Capella, Schilling y Villaroel, 2017) (Recomendación I-A).

GRAFICO 1.1

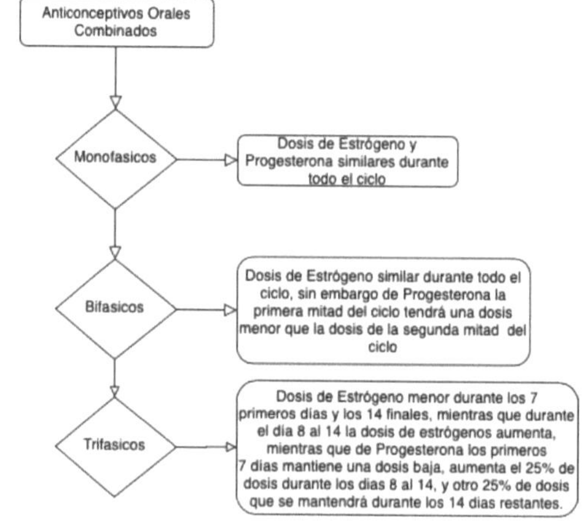

Beneficios
- Este método suele de ser de alta elegibilidad ya que permite que sea la mujer quien controla el método y por lo tanto permite que se pueda interrumpir en cualquier momento para la planificación de un embarazo.
- No causa afectación durante la relación sexual.
- En la mayoría de mujeres este método suele ser fácil de seguir tanto por su esquema terapéutico así como su disponibilidad y costo.

Riesgos: Es importante decir que a pesar de que son poco probables, se puede presentar riesgo por el uso de los ACOs, los cuales se describen a continuación (Recomendación II-B):

Riesgos Muy raros:
- Trombosis venosa profunda o Embolia pulmonar

Riesgos Extremadamente raros:
- Accidente cerebrovascular e Infarto Agudo de miocardio

Efectos Secundarios
Podría presentar mientras se usa este método: Cefalea, Mareo, Náuseas
Variación del peso y Cambios del estado de ánimo

Píldora Con Progesterona Unica
También conocida como mini-píldora, es el método de elección en caso de que una mujer que se encuentra en lactancia mediata desee mantener la vía oral para proseguir con un método anticonceptivo. al no contener Estrógeno, no se necesita un intervalo de tiempo en el que se produzca la deprivación hormonal por lo que el tratamiento es continuo cada 28 días, disminuyendo de esa forma el riesgo de que la usura olvide tomar el siguiente esquema de tratamiento (Recomendación I-B).

El mecanismo de acción de la progesterona como método anticonceptivo esta basado en dos funciones especificas: 1. Aumenta el grosor de la mucosa cervical.- formando una barrera mecánica, que evita que el espermatozoide llegue a cavidad uterina y posterior migre para producir la fecundación del ovulo y 2.- Produce ciclos sin liberación del ovulo, ya que al mantener concentraciones estables de dicha hormona, permite bloquear el feedback positivo y de esa manera evitar la ovulación de medio ciclo (Buitrón y Santoyo, 2018).

Este método es altamente efectivo, sin embargo esta estrechamente relacionado con la manera en la que la usuaria tome el tratamiento, al no poseer estrógeno se pierde la capacidad de contar con mayor cantidad de receptores a progesterona, por lo que una disminución importante en la concentración de Progestágeno podría causar un fallo en el método.

La manera de usar este método es similar a los anticonceptivos combinados, ya que la mujer deberá tomar 1 píldora cada día, sin intervalo alguno entre tratamiento y tratamiento (Recomendación I-A).

Beneficios.- (Recomendación I-A)
- Puede usarse durante la lactancia, sin causar cambios en la producción de leche materna
- Control por parte de la mujer, entregando discreción durante su uso y la capacidad de decidir cuando dejarlo y planificar un embarazo.
- No causa afectación durante la relación sexual.
- En la mayoría de mujeres este método suele ser fácil de seguir tanto por su esquema terapéutico así como su disponibilidad y costo.

Efectos Secundarios
- Cefalea, Mareos
- Cambios del estado de ánimo
- Mayor sensibilidad en los senos
- Nauseas y/o Dolor abdominal

Anticonceptivos Hormonales Inyectables
Como su nombre lo indica este metido es aplicado mediante inyecciones intramusculares de Progestágeno o combinados (Progestágeno y Estrógeno), dependiendo de que tipo de combinación se use, se podrá aplicar de manera mensual (Inyectables combinados) o cada 90 días (Inyectables únicamente con Progestágeno) (Rodriguez, Gómez y Conde, 2003).

Al igual que los anticonceptivos hormonales orales, producen inhibición en el desarrollo y liberación del ovulo, a temas de producir cambios en el moco cervical evitando el paso del espermatozoide. La eficacia de este método e comparable a los anticonceptivos hormonales orales siempre y cuando se los use de manera correcta, lo que quiere decir la colocación de la siguiente dosis en el momento adecuado (Gonzales y Miyar, 2001) (Recomendación II-A).

Beneficios
- Puede usarse durante la lactancia (Progestágeno s solos), sin causar cambios en la producción de leche materna.
- Control por parte de la mujer, entregando discreción durante su uso y la capacidad de decidir cuando dejarlo y planificar un embarazo.
- No causa afectación durante la relación sexual, ya que puede ser usado previo al acto sexual.
- Amplio intervalo de tiempo de espera en caso de olvido (Recomendación II-B):
  - AMPD: puede colocarse la siguiente dosis hasta con 4 semanas de retraso.
  - EN-NET: puede colocarse la siguiente dosis hasta 2 semanas de retraso.

Efectos Secundarios
- Cambios menstruales
- Aumento de peso Aumento de peso
- Cefalea, Mareo y cambios del estado de ánimo

Implante Subdermico
Este método se basa en la colocación de uno o dos implantes (Barra de polidimetil siloxano relleno de 6 cápsulas de levonorgestrel) los cuales se van a colocar en el tejido subdermico en el brazo de la mujer,   el cual va a permitir la liberación controlada de levonorgestrel durante 5 (2 barras) o en el caso del implante de 3 años (1 barra) que contiene etonorgestrel. Posterior a su colocación, el efecto anticonceptivo se va a presentar a las 24 horas, manteniendo una concentración estable del principio activo. Al ser un derivado hormonal el efecto será exactamente el mismo que se ha visto en los tratamientos orales o inyectables.

La efectividad de este método esta definida dentro del 99% el cual se va mantener durante todo el tiempo de uso, sin embargo a diferencia de las hormonas inyectables se puede presentar una disminución de la efectividad entre el 1 y 3 % en mujeres en obesidad I por lo que este método debe ser correctamente analizado para una mujer con dicha característica (Recomendación II-A).

Beneficios

- Puede usarse durante la lactancia, sin causar cambios en la producción de leche materna.
- No causa afectación durante la relación sexual, ya que puede ser usado previo al acto sexual.
- Amplio intervalo de tiempo para la protección

Efectos Secundarios

- Cambios menstruales
- Podría causar anemia ferropénica en caso de hipermetrorragias .
- Aumento de peso
- Sensibilidad de las mamas

Parche Transdérmico

Se administra una combinación de Progestágeno de 3ra generación mas estrógeno por vía transepidérmica, que permite mantener los efecto antes mencionados es los métodos hormonales, al usar la piel como vía de administración se evita la presencia del hígado durante el metabolismo del fármaco, eliminando el efecto de primer paso, lo que conlleva a una mayor concentración sanguínea y por ende una disminución de la dosis terapéutica.

Lastimosamente a pesar de ser un método efectivo, no suele ser usado por las mujeres por la poca discreción que provee acompañado de los costos que implican el uso del miso, ya que no se encuentra en los cuadros básicos de los países en vías de desarrollo (Gonzales y Miyar, 2001).

El mecanismo de acción del método esta basado en la inhibición de la ovulación durante el ciclo normal femenino. El parche anticonceptivo será usado durante 3 semanas por la paciente, cada parche debe ser usado durante 7 días y realizar un cambio por un nuevo parche, para luego dejar de usarlo por una semana, para producir una menstruación por derivación (Montenegro, Lara y Velásquez, 2005) (Recomendación II-B).

La efectividad del parche esta estrechamente relacionado con la manera de uso y el peso de la paciente, el riesgo de fallo es del 1%, el mismo que puede aumentar hasta un 3% n mujeres con un peso mayor a 90 kg (Montenegro, Lara y Velásquez, 2005) (Recomendación I-A).

Beneficios
• No causa afectación durante la relación sexual:

Efectos Secundarios
• Dermatisis en el sitio de aplicación.
• Cambios menstruales
• Sensibilidad de las mamas

Anillo Vaginal
También conocido como "NuvaRing", es un anillo de que contiene una combinación de estrógenos y Progestágeno de liberación prolongada, el cual va a causar los efectos anticonceptivos de un método hormonal, el uso del anillo será de 21 días seguidos, con un intervalo entre anillo y anillo de 7 días (Díaz, 2001).

El anillo debe ser almacenado en condiciones especiales, se recomienda mantenerlo entre 2-8 grados , para asegurar un efectividad adecuada, en caso de eso no ser posible se mantendrá a temperatura ambiente pero este anillo debe ser utilizado dentro de las siguientes 16 semanas, por esta razón junto al hecho de que no suele ser discreto durante la relación sexual, y presenta un riesgo de que el método salga de la cavidad vaginal durante la relación sexual, no suele ser un método altamente usado por las mujeres (Recomendación IIb-B).

La efectividad del método usándolo correctamente es comparable con la efectividad del parche, sin embargo con el uso común dentro de la población presenta un riesgo de embarazo similar a 7 mujeres de cada 100 usuarias(Lasa, Borrego, Palazuelos y del Fórum, 2006) (Recomendación II-B).

Esto debido a que si bien no es un método que necesite experiencia para la colocación, su introducción suele ser incomoda haciendo que la mujer no lo inserte de manera adecuada y provocando fallos terapéuticos (Lasa, Borrego, Palazuelos y del Fórum, 2006).

Beneficios
• Intervalo alto de uso sin necesidad de cambio del método
Efectos Secundarios
• Cefaleas

• Vaginitis
• Vaginosis

Métodos De Barrera

Dentro de este grupo de métodos de planificación encontramos: Preservativos (Masculino y Femenino), Espermicidas, Diafragma.

Preservativo Masculino

A diferencia de los otros métodos de planificación familiar, el preservativo cuenta con un beneficio extra ya que entrega al usuario una protección sobre las enfermedades de transmisión sexual; por su costo y su facilidad de conseguir es uno de los métodos mas usados al rededor del mundo, cuando es adecuadamente usado su efectividad es comparable a la de los métodos hormonales; otro beneficio con el que se cuenta es la capacidad de combinación de este método con un método hormonal mejorando la efectividad y entregando al usuario mayor seguridad durante la planificación familiar (Díaz, 2001) (Recomendación I-A).

El preservativo se podría definir como una "funda" de látex que recubre el pene erecto durante la relación sexual, por lo que al apertura del empaque primario y la correcta colocación es de vital importancia para que la efectividad sea la correcta (Aspilcueta, 2013).

Lo mas importante de este método es que no posee efectos secundarios propios del método, sin embargo no se debe olvidar que en personas alérgicos al látex este método debe usar una variante de la composición original.

Beneficios
• Doble efecto de protección
  • Evita embarazo
  • Evita Infecciones de transmisión sexual

Efectos Secundarios
• Si bien es extremadamente raro, puede presentar reacciones alérgicas

Preservativo Femenino

El preservativo femenino esta conformada por por una delgada capa de látex o poliuretano que recubre las paredes de la vagina, se compone de dos aros en los extremos, el primer aro cerrado permite que la mujer pueda introducir el preservativo dentro de la cavidad vaginal, mientras que el aro abierto mantiene el mismo dentro de la vagina y evita que todo el preservativo ingrese a cavidad durante la relación sexual (Díaz, 2001).

La efectividad del preservativo femenino usado correctamente (Adecuada colocación y retiro del mismo) llega a un 95%, sin embargo en caso de un uso inadecuado esta podría disminuir hasta el 79%, por lo que previo al uso se recomienda un conocimiento básico en el método previo al uso (Recomendación IIb-B) .

Beneficios
- Doble efecto de protección
- Evita embarazo
- Evita Infecciones de transmisión sexual

Efectos Secundarios
- Si bien es extremadamente raro, puede presentar reacciones alérgicas

Espermicidas

Como su nombre lo indica los espermicidas tienen un efecto dañino sobre los espermatozoides, esta sustancia ataca la membrana del espermatozoide buscando lisis del mismo y una hipomotilidad, evitando de esa manera que el ovulo no tenga contacto con el espermatozoide, basado en ese mecanismo de acción y en los estudios realizados se sabe que la efectividad del espermicidas por si solo llega con un adecuado uso al 81%, sin embargo se ha demostrado que con el uso típico de las usuarias este se reduce al 71%, por lo que la recomendación es que este método debe estar acompañado en la totalidad de casos por otro método de barrera ya sea diafragma, esponja vaginal o en su defecto capuchón cervical (Uribe, Ospina y Cardona, 2012).

Uno de los inconvenientes durante el uso de los espermicidas es la manera en la que se debe aplicar, ya que para mantener una efectividad adecuada debe aplicar, ya que para mantener una efectividad adecuada debe ser colocado entre 10 y 15 minutos previo a la relación sexual y el intervalo de tiempo entre la aplicación y el coito no debe sobrepasar los 60 minutos; la forma de presentación de los espermicidas es variable: en el mercado se puede encontrar en forma de geles, ovulas, tabletas, cremas, aerosoles, de se manera se busca mejorar la adherencia al uso del mismo, sin embargo la necesidad de mantener el intervalo de tiempo necesario se vuelve una barrera que hasta el momento no se ha logrado eliminar (Uribe, Ospina y Cardona, 2012) (Recomendación II-B).

Beneficios
- Usado adecuadamente y en sinergia con otros métodos alcanza altas tasas de efectividad.
- Recuperación de la fertilidad inmediata posterior al uso

Riesgos: Es adecuado comentar que los riegos son poco probables, pero se puede presentar
- Infecciones de vías urinarias.
- El mantener un uso frecuente de nonoxinol-9 aumenta el riesgo de ITS (dicho compuesto puede producir lesiones en el epitelio vaginal).

Efectos Secundarios:
- Dermatitis vaginal o peneana.
- Lesiones vaginales.

Diafragma
El diafragma es un capuchón de látex que tiene como función cubrir el cerviz, permitiendo de esta manera actuar como barrera para el paso de espermatozoides a la cavidad uterina, a diferencia del preservativo este puede ser colocado en la cavidad vaginal hasta 3 horas antes de la relación sexual, lo que elimina el problema de los métodos de barrera que implica el detener la fase de excitación para la colocación del método, esta conformado por un aro metálico recubierto por una capa de látex el cual rodea a una membrana la cual va a colocar sobre el cuello uterino (Díaz y Schiappacasse, 2011).

La efectividad de este método es del 83% en caso de una adecuada colocación y de usarlo solo, como se había descrito previamente la el uso acompañado de espermicidas permite que este método aumente a un 87% de efectividad. sin embargo acorta el intervalo de uso previo a la relación sexual por lo que muchas mujeres no suelen tomar a este como primera elección para el manejo de anticoncepción.

A diferencia de los otros métodos de planificación familiar este método debe ser recomendado por personal de salud, ya que se debe realizar una valoración previa para definir la medidas adecuada del capuchón para cada mujer buscando una correcta adherencia entre el cerviz y el capuchón. para esto se realizara una medición desde el fondo de saco posterior hasta el borde interno de la vulva, a dicha medición se le restara 20 mm para de esa manera obtener el diámetro adecuado, en el mercado se pueden encontrar diafragmas que van desde los 5,5 a los 9,5 cm (Recomendación I-B).

Beneficios
- Brinda protección sobre algunas ITS, y al cubrir el cuello uterino efectuaría una protección sobre HPV.
- Recuperación de la fertilidad inmediata posterior al uso

Riesgos
- Infecciones de vías urinarias.
- Vaginosis bacteriana, Candidiasis

Efectos Secundarios
- Dermatitis vaginal o peneana.
- Lesiones vaginales.

Dispositivos Intrauterinos
Los dispositivo intrauterinos son elementos de plástico flexible con diferentes formas, el mas conocido y usado es el que tiene forma de "T", el mismo que inicialmente se presentaba con una cobertura de cobre en sus extremos, su mecanismo de acción esta basada en los cambios físicos y fuimos que producen por la presencia del cuerpo extraño en cavidad uterina, lo cual provoca el daño de los espermatozoides y del ovulo evitando de esta manera que se unan y por ende causando un efecto anticonceptivo (Mora y Rodríguez, 2013).

Dentro del grupo de Dispositivos intrauterinos (DIU) al momento se cuenta con dos tipo: los dispositivos clásicos y una fusión entre dispositivos que están acompañados de una dosis hormonal de liberación lenta.

Dispositivo Intrauterino Clásico

El DIU clásico es un elemento de poliestileno en forma de "T" acompañado de alambres de cobre en sus puntas, para que este dispositivo sea efectivo la cantidad de cobre no debe ser menos a 300 mm2, su mecanismo de acción esta basado en la toxicidad del cobre para el espermatozoide, produciendo de esta manera lisis del mismo en cavidad uterina impidiendo la fecundación del ovulo (Mora y Rodríguez, 2013).

Si bien existen otras formas del dispositivo intrauterino clásico, el mas usado es que tiene forma de "T", por lo que a este método coloquialmente también se lo conoce como "La T de cobre, si bien las indicaciones para la colocación del dispositivo no son complejas, si debe ser colocado por personal de salud con capacitación previa, para que el método se mantenga dentro de efectividad nominal la cual se encuentra dentro del 98 al 99%(Cruz, Yanes, Hernandez y Turcios, 2007) (Recomendación I-A).

La mayor cualidad de este método es la capacidad del mismo para adaptación a la mujer lo que quiere decir que este método es aplicable en la mayoría de mujeres, pero sobre todo su largo espectro en el tiempo es lo que suele hacer que sea elegido de manera habitual ya que el DIU mantiene la misma efectividad en un intervalo de entre 10 y 12 Años, posterior a la colocación.

Beneficios
• Alta tasa de efectividad contraceptiva.
• Disminuye el riesgo de embarazos ectópicos.
• Recuperación de la fertilidad de manera inmediata posterior al retiro.

Efectos Secundarios
• Suele producir hipermenorreas los primeros 4-6 meses

Riesgos
• Poco frecuentes:
• Puede causar anemia o agravar anemias previas en mujeres con antecedentes de ferrita baja o anemia previa.
Raras:
• Puede producir enfermedad inflamatoria pélvica (EPI).

Combinados

Este tipo de DIU esta conformado por un dispositivo T convencional al que se le adiciona una carga de levonolgestrel el cual presenta una liberación diaria, desarrollando de esa manera un doble efecto contraceptivo, este método también se lo conoce como DIU-LNG. Al realizar la combinación de estos dos métodos, logramos llegar a una efectividad del 99.7%, si bien en el mercado se presentan varias marcas, el efectividad de este método se mantiene en promedio 5 años (Cruz, Yanes, Hernandez y Turcios, 2007) (Recomendación I-A).

Beneficios

- Efectividad elevado durante un intervalo de tiempo alto.
- Compatible con la mayoría de mujeres.

Efectos Secundarios

- Mantiene los efectos propios de los dispositivos intrauterinos sin embargo se adiciona efectos hormonales tales como: Cefalea, Acné, Cambios en el peso.

Riesgos

- Puede producir enfermedad inflamatoria pélvica (EPI).

Métodos Quirurgicos
Vasectomía

La vasectomía se encuentra en el grupo de métodos definitivos, si bien son procedimientos quirúrgicos, la seguridad de este tipo de métodos es alta, y la complejidad quirúrgica es baja, inicialmente durante la aplicación de este método, debe estar acompañado por un método de barrera por los primeros 90 días posterior al procedimiento quirúrgico, la efectividad de este método esta definida dentro de las mas altas en los métodos de planificación familiar, se ubica en 99,8% y 99,9%, al ser quirúrgico este método es permanente por lo que previo a al elegibilidad del método debe realizarse un análisis completo para la aplicación del mismo.

El procedimiento se lo realiza mediante una punción o corte en la pared anterior del escroto, por el que se visualizara los conductos deferentes los mismos que serán cortados y ligados, en muchos de los casos se para mejorar la efectividad contraceptiva se puede usar electrocauterio en los bordes en los que se ha realizado el corte (Guzman, 2017) (Recomendación I-A).

Al ser una cirugía mínimamente invasiva los riesgos son mínimos sin embargo se puede describir la infección de sitio quirúrgico como un riesgo bajo y muy raro.

Ligadura

Al igual que la vasectomía, la ligadura es un método quirúrgico permanente, por lo que el análisis previo es de vital importancia antes de realizarlo, sin embargo es importa indicar que al momento se cuenta con un procedimiento para recanalización tubárica, lastimosamente la efectividad del procedimiento es baja y presenta un costo bajo, por lo que la decisión debe ser analizada en conjunto con el personal de salud y la usuaria (Guzman, 2017).

El procedimiento se lo puede realizar de dos maneras: la ligadura convencional que se realiza por medio de un corte aproximado de 3 cm en la zona suprapúbica, por el cual se va a exponer los trompas que posteriormente serán cortadas, ligadas y cauterizadas. En e caso de la ligadura laparoscópica se realiza el mismo procedimiento por medio del ingreso del laparoscopio y pinzas para realzar una cirugía mínimamente invasiva (Recomendación I-B).

1.Sanches, M. A., & Simão-Silva, D. P. (2016). Planejamento familiar: do que estamos falando? Revista Bioética, 24(1), 73-82. https://doi.org/10.1590/1983-80422016241108

2.Cravioto Galindo, M. D. C. (2016). Criterios médicos de elegibilidad para el uso de anticonceptivos. salud pública de méxico, 58(1), 89-91.

3.Cleland, J., Shah, I. H., & Benova, L. (2015). Una mirada fresca al nivel de necesidad insatisfecha de planificación familiar en el periodo posparto, sus causas e implicaciones programáticas. International perspectives on sexual and reproductive Health, 165-62.

4.Prendes Labrada, M. D. L. C., Aparicio Arias, Z., Guibert Reyes, W., & Lescay Megret, O. (2001). Participación de los hombres en la Planificación Familiar. Revista Cubana de Medicina General Integral, 17(3), 216-221.

5.Adarve-Hidalgo, E., Falguera, G., & Seguranyes Guillot, G. (2016). Adherencia y cumplimiento del método anticonceptivo hormonal oral. Matronas Profesión, 2016, vol. 17, num. 1, p. 28-34.

6.Varela, L. (2014). Anticoncepción.

7.Vásquez-Awad, D., Cristóbal, I., Celis-Gonzélz, C., & Neyro, J. L. (2020). La anticoncepción del siglo XXI; desde la prevención de embarazos no deseados a la mejora integral de la calidad de vida. Ginecología y Obstetricia de México, 88(S1).

8.Neyro, J. L., Cristóbal, I., Celis-González, C., Gómez, M., Elorriaga, M. Á., & Lira-Plascencia, J. (2015). Mitos y realidades de los anticonceptivos reversibles de larga duración. Ginecología y Obstetricia de México, 83(11), 707-721.

9.Cristóbal-García, I., Luis Neyro-Bilbao, J., & Carrascoso, M. (2020). Mitos y realidades de la anticoncepción hormonal combinada. Ginecologia y Obstetricia de Mexico, 88.

10.Capella, D., Schilling, A., & Villaroel, C. (2017). Criterios Médicos de elegibilidad para el uso de anticonceptivos de la OMS. Revista chilena de obstetricia y ginecología, 82(2), 212-218.

11.Buitrón-García, R. G., & Santoyo-Haro, S. (2018). Lactancia y anticoncepción. Ginecología y obstetricia de México, 86(3), 230-231.

12.Rodríguez Ferrá, R., Gómez García, L., & Conde Martín, M. (2003). Caracterización de las progestinas inyectables y sus beneficios en la Planificación Familiar. Revista Cubana de medicina general integral, 19(2), 0-0.

13.González Labrador, I., & Miyar Pieiga, E. (2001). Consideraciones sobre planificación familiar: métodos anticonceptivos. Revista Cubana de Medicina General Integral, 17(4), 367-378.

14.Montenegro-Pereira, E., Lara-Ricalde, R., & Velásquez-Ramírez, N. (2005). Implantes anticonceptivos. Perinatología y reproducción humana, 19(1), 31-43.

15.Díaz, S., & Schiappacasse, V. (2011). ¿ Qué y cuáles son los métodos anticonceptivos. Chile: Instituto Chileno de Medicina Reproductiva.

16.Lasa, I. L., Borrego, R. S., Palazuelos, J. H., & del Fórum CEMAH, C. (2006). Estudio de eficacia y tolerabilidad del anillo vaginal (NuvaRing®) en anticoncepción (ETN). Progresos de Obstetricia y Ginecología, 49(12), 695-700. Aspilcueta-Gho, D. (2013). Rol del varón en la anticoncepción, como usuario y como pareja. Revista Peruana de Medicina Experimental y Salud Pública, 30, 480-486.

17.Uribe-Clavijo, M., Ospina-Medina, L. F., Álvarez-Gomez, Á. M., Cortés-Mancera, F. M., Cadavid-Jaramillo, Á. P., & Cardona-Maya, W. D. (2012). Espermicidas: una alternativa de anticoncepción para considerar. Tecnológicas, 129-145.

18.Mora, S. V., & Rodríguez, C. E. (2013). Anticoncepción con dispositivo intrauterino. Revista Médica de Costa Rica y Centroamérica, 70(606), 227-231.

19.Cruz Hernández, J., Yanes Quesada, M., Isla Valdés, A., Hernández García, P., & Turcios Tristá, S. E. (2007). Anticoncepción y enfermedades de transmisión sexual. Revista Cubana de Medicina General Integral, 23(2), 0-0.

20.Guzmán, A. (2017). Anticoncepción quirúrgica voluntaria como alternativa a los métodos anticonceptivos reversibles de larga acción-LARC. Revista Peruana de Ginecología y Obstetricia, 63(1), 81-82.

9 789566 090106